人間主義の看護をめざして

―新しい看護観創造への挑戦―

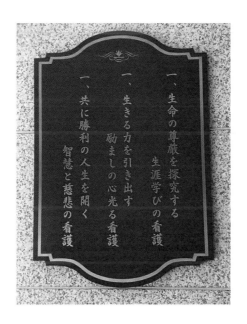

一、生命の尊厳を探究する
　　　　生涯学びの看護

一、生きる力を引き出す
　　励ましの心光る看護

一、共に勝利の人生を開く
　　　智慧と慈悲の看護

「人間主義の看護をめざして」まえがき

創価大学看護学部 初代学部長　中泉明彦

　本年は創価大学看護学部の開設から8年目になります。仏法では八を開く義とよび、「いのちを開いていく」と解釈されています。そのような節目に本学部の若手教員が中心となり、本学学生（1〜5期生）に看護体験をインタビューして、本学部が目指す看護を書籍にまとめて出版することとなりました。

　創立者池田先生は、本学部一期生の卒業式メッセージにおいて、「わが創大・短大は、看護学部はもとより、大学を挙げて『生命尊厳』の智慧と慈愛を育む『平和のフォートレス』であります。」「創価同窓こそ、『生老病死』の打開に挑みゆく先駆の連帯なりと、私は宣言したいのであります。」と述べられています。まさに生命尊厳の探究を使命とする看護学部は創価大学、創価同窓の中核であるとの激励ではないでしょうか。

　看護師はケアを必要とする人々を対象とする職業であることから、看護に関わる専門的知識や技術と並んで、人間性・倫理観・使命感も求められます。創価大学では、総合大学の強みを生かした豊富な教養科目が開講されています。それらの科目を有機的に体系化した「創価コアプログラム」を通じ

た教養教育により、「人間力」の養成を行っています。「論理系能力」、「伝達系能力」、「意欲系能力」をバランスよく養成することを通じて、看護師として必要な基礎的な素養を身に付けていきます。そして、人々の生活が多様化する現代社会にあって、ケアを必要とする一人ひとりに寄り添うための「人間力」を養成していきます。

　私は、これまでの臨床経験から、医療者が健康観、生死観をもつことの重要性を痛感しています。医療者も、自分や家族の病気や死に直面すると、狼狽してしまう例が少なくないのです。医療者自身が人生の目的や意義を見出して、自己実現を目指し、人生を主体的・前向きに生きていく健康観・人生観を学び深め、知情意のバランスを磨くことが重要です。思いやりに欠ける医療者の言葉が、患者に不安・恐怖・絶望感などを抱かせ、患者の自然治癒力に悪影響を与えることが少なからずあるなかで、励ましの心に溢れた医療者の存在が、患者・家族の苦悩を軽減し、生きる力を引き出すことは間違いありません。医療者自身が、人生の目的観をもち、充実した生活を送っていることが良き医療を行う基盤となります。医療者と患者のどちらかが犠牲となることなく、共に勝利の人生を送ることが重要です。

　創価大学は、創立者が示された建学の精神のもと「学生第一の大学」を基本理念として、学生の主体性を重んじながら、新しき挑戦と創造を続けてきました。学生一人ひとりの可能性を引き出すために、今後も教育プログラムと教育環境の充

実に取り組み、人類と社会の未来に貢献するという高い志を
もって、創価の看護の良き伝統を築いていきます。多彩な個
性を持ち、どんな困難にも負けない、命の可能性を信じ抜く
看護師の育成を目指していくことをお誓いし、前書きといた
します。

人間主義の看護をめざして

―新しい看護観 創造への挑戦―

稲光　禮子

1章

生命の尊厳
Dignity of Life

The dignity of life is not an abstract idea, but it is a practice itself. It is the practice of indefinitely valuing the person with whom nurse encounters. Also, the dignity of life lies in the internal transformation of the nurse him/herself. It means how one makes continuous effort to improve his/her skills and to expand his/her character reflect his/her personality as a tangible result.

In our daily practice, we, nurses, are continuously expected to "explore" by asking ourselves what it means to cherish the patient in front of us and whether the dignity of the patient is protected.

1 生命の尊厳を考える

　現代社会において、命が大切であること、一人一人の命がかけがえのないことは、誰もが知っている、当然のことと認識されている。しかし、昨今、いじめや児童虐待、無差別殺傷事件など、人の命があまりにも軽んじられているように思われる事件やニュースが多い。この現実に、多くの人が心を痛めているのではないだろうか。

　中でも、2016年に神奈川県の病院で起きた看護師による点滴連続殺人事件は、看護師育成に携わる筆者らにとって衝撃的なニュースであった。生命を護る立場にある看護師が、なぜ人の命を奪ったのか。生命の尊さ、看護の心は、一体どこへ行ってしまったのか。そして看護の使命とは何であったか。この事件を受け、私たちは今、改めて生命の尊厳について考える必要性に迫られているように思えてならない。そして、看護の現場で生命の尊厳を実践していくために、また生命尊厳を実践しゆく看護師を育成するために何をすべきか、が問われているのではないだろうか。

　日本看護協会は、1988年に「看護師の倫理規定」を作成し、その後2003年にこれを改定、改題し、「看護者の倫理綱領」として発表した。その前文には、「人々は、人間としての尊厳を維持し、健康で幸福であることを願っている。看護は、このような人間の普遍的なニーズに応え、人々の健康な生活

の実現に貢献することを使命としている」と記されている。また、「看護の実践にあたっては、人々の生きる権利、尊厳を保つ権利、敬意のこもった看護を受ける権利、平等な看護を受ける権利などの人権を尊重することが求められる」としている。

　さらに、条文第1項には「看護者は、人間の生命、人間としての尊厳及び権利を尊重する」と明記し、その解説には「看護者の行動の基本は、人間の生命と尊厳の尊重である。(中略)看護者は、いかなる場面においても生命、人格、尊厳が守られることを判断及び行動の基本とし、自己決定を尊重し、そのための情報提供と決定の機会の保障に努めるとともに、常に温かな人間的配慮をもって対応する」と示している。

　このように、生命、人としての尊厳、権利の尊重は、看護の底流として存在し、看護師ひとりひとりの行動指針となるものである。

　では、私たちは、日々の看護実践において、常に患者さんの生命、人としての尊厳、人権を守る行動がとれていると言い切れるだろうか。

　私は常々、看護学生の人としての基本を大切にする丁寧な関わりの中に、「人間の生命、人間としての尊厳及び権利を尊重する」姿勢があると感じている。

　例えば、看護学生は、バイタルサイン測定の際、「今、お時間いただいていいですか？」「お熱や血圧を測らせていた

だいていいですか?」と確認することを怠らない。そのように教わっているのだから当たり前ではないかと思う方もいるかもしれないが、臨床現場では「お熱、血圧を測らせていただきますね」との声かけをよく耳にする。おそらく看護学生もその言葉を耳にしているだろう。中には、それを真似する学生がいることも事実である。しかし、多くの学生が、基本を大切にして、「お熱、血圧を測らせていただいていいですか?」との声かけを行っている。患者さんにとって体温や血圧を測られることは、入院中の日課として受け取られており、断る人はそう多くはいないだろう。しかし、患者さんには断る権利もあるし、他の時間にしてほしいと要求することもできるのである。「お熱、血圧を測らせていただきますね」との声かけは、その選択の可能性を、看護師が奪うことにはならないだろうか。言葉一つ、言い方一つに、患者さんへの配慮が現れる。どこまで目の前の一人の立場にたって考えることができるかが、私たち一人ひとりに問われているのである。

　ここで、看護学生Aさんの看護体験から、生命尊厳の看護について考えていきたい。

学生Aさんの看護体験
「日々の看護実践から生命の尊厳を考える」

　私は実習で、既往に糖尿病があり、10年前に両下肢を切断している心不全の患者の鈴木さんを受け持ちました。初めてあいさつした時に、鈴木さんは「私はあなたにいろいろ見せますから、よく勉強してください」と言い、切断した足を見せてくれました。

　その後も「体調が悪くなって病院を受診したとき、もうこれは足がダメだから切るって言われたときの気持ちがわかるか」「今までは（車を）運転して、（自分の足で）走って、歩けていたのに、その次の日には入院して足を切られて、生活がすべて変わってしまった。そういう気持ちがわかるか」と、下肢を切断した時の思いや、すぐに受診しなかったことを後悔していることなどを涙ながらに語ってくれました。

　普段、人には話さない思いを語ってくださったこと、今でも抱えている葛藤を感じ、この思いを受け止めて看護していきたいと思いました。

　鈴木さんの抱えている苦しみを少しでも理解したいと思い、関わる中で、陰部洗浄を見学させていただいた時の鈴木さんの様子が気になりました。

　その時は、いつも笑顔の鈴木さんの表情が硬くなり、体もすべてが固まっているように見えました。その様子が

気になり、鈴木さんに率直に聞いてみると、「看護師の人たちは自分のことを物のように見ているのかもしれない。もう慣れているから、こっちが恥ずかしいなんて気持ちには気づいていないだろう。忙しいから、喋らない人だと思っているだろうな。だけど自分の中には、足があって、たくさん働いてきた過去がある。家族を守ってきたプライドもある。

それなのに、自分よりずっと若い女の人たちに、奥さんにも見せたことないような恥ずかしい姿を見せるのが、すべてが奪われているぐらい苦しい」「人としての尊厳が全部奪われているような気持ちになる」と語ってくれました。

私にとって、それはすごく衝撃的でした。実習を重ね、陰部洗浄やおむつ交換に慣れてしまっている自分に気づかされました。と同時に、本当に鈴木さんの言う通りだと思いました。そして鈴木さんの思いをしっかりと受け止めて、どうしたら鈴木さんの尊厳が守られるのだろうかと真剣に考えました。

鈴木さんは、自分に足があったらこんな目に遭わなかったのに、トイレにも行けたのにと思っているように感じました。その時、私が鈴木さんの足の代わりになれないかとの思いが自然と浮かんできました。

鈴木さんの入院前の生活や入院後の経過について確認していくと、車椅子でトイレに行くことができるのではないかと思いました。車椅子への移乗を介助し、トイレに行

き、便器に移乗しておむつを下げると、あとはウォシュレットを使用して鈴木さん自身で排泄や清潔を保つことができました。

　鈴木さんは、泣いて喜んでくださいました。車椅子でトイレに行くことは、少しだけ時間がかかりますが、人としての尊厳や、自分のことを自分でできるようにと、守れるものがすごく大きいように感じました。初めて心ある看護ができたように思え、鈴木さんが思っていた以上に喜んでくださって、本当に良かったと思いました。

　この実習以降、尊厳ということにすごく敏感になりました。無意識のうちにその人のことを傷つけていないかと考えたり、声かけ一つでも気遣うようになりました。そういう些細な場面でも、尊厳については絶対に忘れてはいけないところだと教えていただいた実習でした。

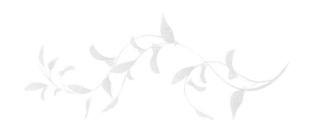

この学生Aさんの体験を聴いて、私自身も深く反省させられる思いがした。これまでの看護学実習において、学生とともに清拭や陰部洗浄、おむつ交換、トイレ介助と、様々な援助を行ってきた。また、これまで看護師として実際にこれらの援助を行ってきた。もちろん、プライバシーの保護や羞恥心への配慮は行ってきたつもりである。しかし、それは本当に患者さんにとって十分なものであったのだろうか。患者さんの声にならない思いを感じることができていたのだろうか、と考えさせられた。

　そして、これは陰部洗浄、おむつ交換などに限ったことではないだろう。日々の看護活動のあらゆる場面において、学生Aさんが最後に語っているように、無意識に相手を傷つけてしまっていないかと、「慎重に配慮に配慮を重ねた関わりが求められる」ということである。さらに、患者さんと家族に対してだけでなく、共に働くスタッフに対しても、学生に対しても、私は目の前の一人を大切に、その人の尊厳を守れているだろうかと、日々自らに問い続けていく必要があるということではないだろうか。

　このように、看護師が「生命尊厳」を行動指針として、日々の看護を実践していくことは、決して容易なことではない。

　では、どうしたら生命尊厳の看護が実践できるのだろうか。

尊厳に敏感になる

　学生Aさんは、「陰部洗浄を見学させていただいた時の鈴木さんの様子が気になりました。その時は、いつも笑顔の鈴木さんの表情が硬くなり、体もすべてが固まっているように見えました」と語っている。私は、この学生Aさんの"気づき"が大切であるように感じている。柳田（2011）は、「気づき」について、「日常的に問題解決を目指して『いつも考えている』というひたむきな姿勢をベースにして、愛と思いやりをこめて患者と接している中から生まれてくる」と述べている。

　看護においては、よく"相手の立場に立って考えること"、患者さんを"自分の家族に置き換えて考えること"が大切であると言われる。

　それは、患者さんを自分と切り離した存在として捉えるのではなく、自分にとって大切な存在として、愛と思いやりをもって接することが重要であるということである。そして、そうすることで、目の前の患者さんの様子や態度、心、尊厳に敏感になることができるのではないだろうか。

　ここで、もう1つ、看護学生Bさんの看護体験を紹介したい。

学生Bさんの看護体験
「その人の尊厳を守る看護」

　患者・佐藤さんは、80代男性で2年前に脳梗塞を患い、片麻痺と構音障害、嚥下障害があり、施設で車椅子生活をされている方でした。佐藤さんは自営業の仕事をされていたので、仕事上、信頼関係をとても大切にされてきたようでした。人を見抜く力があり、信頼できる人かどうか、誠実な人かどうかを敏感に感じ取っているように感じました。私のことも見抜かれるように感じたので、私は、精一杯佐藤さんのために、誠実に関わっていこうと思いました。

　佐藤さんは構音障害があるので、これまでにも自分の思いを伝えられないことが多くあったようで、話を途中で止めてしまうことが何度かありました。言うことをあきらめてしまうような感じがして、私はあきらめてほしくないと思い、絶対に最後まで聞くことを大事にしようと思いました。佐藤さんの目をしっかり見て、相槌を打って、佐藤さんが言ってくれたことを繰り返して、"聞いてますよ"ということが伝わるようにしていきました。そうすると、佐藤さんはあきらめずに話してくれたり、自分の思いを伝えてくれるようになりました。

　ある時、佐藤さんが「ここ（施設）では、自分のしたいようにできない」「決まった時間にご飯も出てくるし、決まった時間にお風呂も入らなきゃならない」「今まで頑

張って働いてきたのに、なんでこんな生活しなくちゃいけないと思う？」と言われました。その時に、私はすごく辛くて、実習はこんなに辛いのかと思うぐらい辛くなってしまいました。しかし、学内実習日に先生に、「そうじゃないのよ。今、患者さんのためにできる最大限のことをやるのよ」と言われて、はっとしました。そして、佐藤さんのために自分にできることをやらせていただこうと思いました。

　佐藤さんは、病気が回復して自宅に帰ることを望んでいました。しかし、ご家族は、自宅での介護が難しいため、引き続き、施設で生活されることを望んでいました。そこで、私は、佐藤さんが病気を少しずつ受け入れて、今いる場所でも生きる意味を見出していけるようになることを目標にしました。そのために私にできることは、一人の人間として、佐藤さんの人生から最大限に学ばせていただこう、佐藤さんを人生の先輩として尊敬し、今まで苦労して生きてこられたこと、頑張ってきたことを学ばせていただこうと思い、関わるようにしました。

　すると、佐藤さんから、いつも麻痺側の手で握っている象のぬいぐるみに、私の下の名前を「書いてほしい」と言われました。いつも佐藤さんが大事に持っていたぬいぐるみに、簡単に私の名前を書くことはできないと思い、「今、書くものがないんです」と伝えると、佐藤さんは「明日、持ってきて」と言われました。次の日、一応、油性ペンを持っていき、また同じように言われたら考えようと思って

いると、朝の挨拶をしてすぐに佐藤さんから「ペン持ってきた？」と聞かれました。それで、「はい」と答えると、「ここ（象のぬいぐるみ）に、名前書いて。〇〇って書いて」と言われたので、「本当にいいんですか？」と確認しました。佐藤さんは、「うん、書いて」と言われたので、私の名前を書かせてもらいました。佐藤さんは、「ありがとう。これで、あなたの名前を忘れることはない」と言ってくださいました。

　実習2週目には、手浴をさせていただきました。佐藤さんは、麻痺側の手が冷たくて、拘縮もあるので、手浴をして、どうにか少しでも気持ちいいと感じてほしい、温かい、嬉しいと感じてほしいと思いました。洗面台に行き、健側の手は洗面台に置いたベースンに入れて温めて、麻痺側の手はベースンを椅子に置いて、そこに手を入れてもらいました。「立派な手ですね」と声をかけながら、ゆっくり丁寧に洗わせていただくと、佐藤さんは笑顔で「嬉しい」と言ってくれました。私もだんだん温かくなっていく佐藤さんの手を見てすごく感動していると、「こんなにしてもらって申し訳ない。ありがとう、ありがとう」と何度も仰ってくださいました。

　もうとにかく佐藤さんのためだけに何とかしたい、元気になってほしいとの思いでやらせていただいたので、［あぁ本当に伝わるんだ。これこそ看護だな］と嬉しくなりました。

　高齢者の施設は、利用者様の人数に対するスタッフの数

が少ないので、一人一人に関われる時間が短く、ゆっくりコミュニケーションをとることも難しいと思います。しかし、だからこそ、真心を込めてケアを行っていくことが大切だと感じました。食事をテーブルに置くときに丁寧に置く、また一声「今日は〜ですね」と笑顔で話しかけるなど、人として大事なことを行っていく。ケアをしてあげるのではなくて、ケアをさせてもらってありがとうございますという気持ちで、手を握ったり、目を見てしっかり話すなど、基本的なことが一番大事であると学ばせていただきました。

　日々の小さな気遣いの積み重ねが大切で、それが人としての尊厳を守っていくことにつながると思いました。そして、利用者さんが安心して生活できる場所、大切にされていると思える場所をつくっていくことが、看護師の役割であると学びました。短い期間でしたが、看護観が深まる実習をさせていただき、本当に感謝しています。

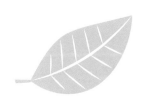

学生Bさんの体験は、佐藤さんをかけがえのない一人の人として捉え、どこまでも佐藤さんを大切にする看護体験であったと考えられる。まずは、学生Bさんの看護の意義について考えていきたい。

人格で響き合う

　佐藤さんは、学生Bさんの誠実さに心を開き、おそらくこれまで誰にも語ってこなかった思いを語っている。一生懸命に働いて、苦労してそれでも頑張って生きてきたのに、病気になって、思うように動けなくなってしまった。人の手を借りなければ生活できない、家に帰りたくても帰れない。自分の人生は一体何だったのか、なぜこんな思いをしなくてはいけないのかと、佐藤さんは思いの丈を学生Bさんにぶつけた。この佐藤さんの言葉には、人としての尊厳が脅かされているとの悲痛な叫びが込められているように感じられる。決められた時間に決められたことしかできない生活は、佐藤さんにとって自分らしさも、人間らしさも奪われたように感じられたのではないだろうか。

　学生Bさんは、この佐藤さんの言葉を一身に受けとめ、佐藤さんの抱える痛みを知る。そして、初めは佐藤さんと同じように、なんで佐藤さんがこんな思いをしなくてはならないのかと苦しくなってしまう。しかし、苦しみの中で、教員か

ら「そうじゃないのよ。今患者さんのためにできる最大限のことをやるのよ」と言われ、はっとする。看護をあきらめてはいけないと思い直した学生Bさんは、今、佐藤さんのために自分ができることは何だろうと真剣に考えていく。学生Bさんは勇気を振り絞って、佐藤さんが抱える苦しみに真正面から向き合っていった。

　そして、学生Bさんは、佐藤さんを一人の人として心から尊敬し、自分も一人の人として、佐藤さんの人生から学ばせていただきたいと思う。佐藤さんは看護学生である自分を受け入れてくれた。佐藤さんがこれまで生きてきた人生、今ある佐藤さんの身体、心、生活から最大限に学ばせていただくことは、今の佐藤さんにとって社会とのつながりとなり、生きる意味へとなっていくのではないか。そう感じてほしいと強く願いながら、佐藤さんと真剣に関わる中で、佐藤さんにその思いが届いていく。

　佐藤さんは、学生Bさんの名前を、いつも大事に持っているぬいぐるみに書いてほしいと望まれた。年齢も期間も関係なく、佐藤さんと学生Bさんは人として深く交流していったのだろう。互いに一人の人として尊重し、人格で響き合った。そして、それは学生Bさんが、佐藤さんをどこまでも大切に思う一念が可能にした交流であったと考えられる。

基本を大事にし続けること

　学生Bさんは、この体験を振り返り、真心を込めてケアをしていくこと、感謝の心で関わること、手を握る、目を見て話すなど人としての基本が大切であり、その気遣いの積み重ねがその人の尊厳を守っていくと語っている。生命の尊厳は、人として、看護師としての基本を実践していくところにある—この学生Bさんの学びは、本質を突いているように思われる。さらに、学生Bさんは、臨床現場ではその基本を実践し続けることが難しいことも感じている。だからこそ、自身の看護観として大事にしていこうと心に刻んでいるのだろう。

　私たちは、学生Bさんの語りから学ばなければならない。人として看護師としての基本を大切にしていくこと。そして、その基本を実践し続けられるよう不断に努力していくこと。このことを、一人でも多くの看護師とともに誓い合いたいと心から思う。

2 生命尊厳を探究する

生命の尊さを実感する体験

　これまで看護基礎教育のあり方については、文部科学省や厚生労働省、看護協会等において議論が重ねられてきた。その中で、厚生労働省（2008）は、看護基礎教育のあり方に関する懇談会の中で、看護職員に求められる資質・能力について「看護とは、人を対象とする職業であることから、看護職員には、豊かな人間性や包容力、及び人としての成熟が求められる」と示した。

　また、看護教育の内容と方法に関する検討会報告書では、今後強化すべき教育内容を示し、その初めに「人間性のベースになる倫理性、人に寄り添う姿勢についての教育」をあげている（厚生労働省，2011）。

　このような背景の中、2013年4月、本学においても豊かな人間性を基盤とした看護師の育成、また生命の尊厳を基調とした生命力を引き出す慈愛の看護を実践できる人材の育成を目指し、看護学部を開設した。その際、創立者池田大作先生より、次の指針が示された。

指　針

一、生命の尊厳を探究する　生涯学びの看護

一、生きる力を引き出す　励ましの心光る看護

一、共に勝利の人生を開く　智慧と慈悲の看護

　本学看護学部の学生は、この指針を自身の中心に据えて、日々の学習に取り組んでいる。すなわち、生命の尊厳とは何か、生きる力を引き出す看護とはどのようなものかと考え、語り合い、学びを深めている。

　特に実習においては、様々な苦痛や苦悩を抱える患者を目の前にして、その人が自分らしく生きるとはどのようなことか、そのために自分にできることは何かと、現実の課題の中で悩みながら、その答えを探究している。そして、悩みながらも患者と関わる中で、学生は生命の尊さや人間のもつ生命力の強さを感じ、看護のあり方を学んでいる。

　このような目の前の一人の人の命の重みを実感できる体験や、人間のもつ力の偉大さを感じる体験は、生命や人権を尊重し、その人に寄り添う姿勢を育む上で大きな意味をもつ体験であると考えられる。

　ここでは、看護学生にとって、生命の尊さを実感した体験はどのような意味をもつのかについて考察していきたい。

学生Cさんの看護体験
「臨床指導者さんと患者・高橋さんから学んだ寄り添う看護」

　私にとって一番印象に残っている実習は、4年生の最後に行った統合実習でした。それまでの実習では学べなかった、「命の大切さ」そのものを教えていただいた、忘れられない実習です。

　それまでの実習は、記録やレポートに追われて、自分の知識と技術の足りなさを痛感し、ただこなすことに必死になっていました。自分が思い描いていた看護とは違うようにも感じて、患者さんのためにとの思いはあったのですが、あまり感動した体験がなかったので、看護は辛いものという印象が自分の中にはありました。

　自分は看護師に向いていないのではないか、社会に出てやっていけるのか、なぜ自分は看護師を目指したのだろうと悩む日々が続いて、悶々としていました。ずっと目指してきた看護学部の指針も自分の中に落とし込めていない気がして、生命尊厳の看護とは何だろう、生きる力を引き出すとは何だろうと、自分の中で答えが出せないまま3年間が終わってしまいました。もう少し患者さんの立場に立って考えられるようになりたいと思いながらも、自分のことに追われて、やりたいことができない、そういう自分がとても嫌でした。

　統合実習も初めは、希望した分野ではなかったことと、

就職試験が重なったことで、すごく落ち込んで、行きたくないという思いがありました。泣きながら友人に話を聞いてもらうと、少し落ち着いて、その友人が「あなただから、こういう苦難がきてるんだよ。絶対に乗り越えられるからこういう試練があるんだよ」と言ってくれました。その言葉に励まされ、先生にも支えていただいて、この逆境を跳ね返そうと思えるようになりました。

　統合実習の計画を立てる中で、最後の実習は悔いなく終わりたい、4年間で私はこう頑張りましたと言い切れる実習にしたい、との思いが強くなっていきました。

　また、私は看護学部が開設して間もない時期に入学し、まだ環境がすべて整っていない中で、学んでいく大変さを感じていたので、これから入ってくる後輩のために道を開きたいとの思いもありました。「自分はこういう辛い思いをしたけど、乗り越えられたよ」と励ましを送れる存在に、後輩の希望になれたらいいなと思いました。そして、就職試験も実習もすべて勝ち取っていこうと決意しました。

　実習計画では、私がそれまでできなかった心のケアを中心にしたいと思い、切迫早産の妊婦さんに焦点を当て、寄り添う看護を実践していくことを目標にしました。

　実習が始まると、初日から素晴らしい臨床指導者さんとの出会いがありました。その臨床指導者さんは、オリエンテーションの時から、これまでの看護経験やご自身が大切にしている考えを話してくれました。急性期病院の脳神経外科病棟で、様々な患者さんと出会い、その方々の生命

と向き合う中で多くの葛藤を経験してきたこと、若いがん患者さんが亡くなられ、生きたくても生きられない状況に苦しくて無力感を感じたこと、その後、次第に自分が携わらせていただいたことに大きな意味を感じるようになったことを話してくれました。

　また、産婦人科病棟では、命が産まれる瞬間をサポートできること、お母さんの気持ちやお子さんの生命の尊さを学んでいることを熱く語ってくれました。そして、そのような経験から「私が一番大切にしているのは、生命を守ること、生命を大切にする看護を実践したい」と言われていました。それを聞いて、私はとても感動しました。

　それまで私の中にあった看護は、誰かの為にとか、何か役に立ちたい、励ましを送りたい、笑顔になってもらいたいという言葉やイメージでしかなかったのですが、その奥底には生命を大切にしようと思う心がなくてはならないのだと感じました。生命を大切にしようと思えなかったら、その人を大切にしようと思えない、励ましたいとも思えない、生きる力を引き出したいとも思えない。私は、その大事な部分を忘れていたことに気づかされました。

　そして、私がずっと目指してきた看護学部の指針にも繋がるように感じて、やっぱりこの指針が看護のベースなのだと実感しました。また、これまで自分の技術や上手くいかないことにばかり気にして、落ち込んでいたけれど、そうではなくて、そもそも自分は何のためにここにいるのかを考えないといけないと思いました。そう考えたときに、

私も臨床指導者さんが教えてくださったように、生命を大切に思える看護師になりたいと強く思いました。

そのような中で、初産の切迫早産の妊婦・高橋さんを受け持たせていただきました。数か月前から入院していた高橋さんは、子宮収縮抑制剤を投与され、安静の指示がありましたが、ADLは自立していました。とても無口な方で、あまり心の内を話されることもなく、何を聞いても「大丈夫です」と言われるので、初めは自分にできることはあるのだろうかと戸惑いました。それでも、高橋さんの心に寄り添いたいと思い、高橋さんと少しずつ関係性を築いていけるように関わりました。

高橋さんにこれまでの入院のことを聞いてみると、「入院してからのことは、必死であまり覚えていないです」と言われ、赤ちゃんについて聞いても「そうですね」と言葉数が少なく、言葉にできない思いを抱えているように感じました。そこで、母子手帳を見せてもらうと、妊娠して嬉しかったことや赤ちゃんへの思いが綴られていました。様々な思いや苦労をされて、ここまで来たのだろうと思いました。

私は、高橋さんに生まれてくる赤ちゃんを楽しみにしてもらいたいと思い、出産予定日までの日めくりカレンダーを作ることにしました。高橋さんは、話すことよりも書く方が得意なのかもしれないと思い、書き込みできるスペースを作り、応援のメッセージを書きました。それを高橋さんにお渡しすると、とても喜んでくださって、本当に

嬉しそうに「ありがとう」と言ってくれました。

　出産まで関わることはできなかったのですが、その高橋さんの姿を見て、私も嬉しくてとても感動しました。

　実習終了後、臨床指導者さんが高橋さんと赤ちゃんの写真を大学に送ってくれました。幸せに溢れた高橋さんの笑顔と無事に生まれた赤ちゃんを見て、また感動して、本当に良かったと思いました。そして、お母さんの苦労や葛藤と、多くの人の支えや祈りがあって、生命が誕生することを教えていただき、そこに少しでも関わることができたことを本当に嬉しく思いました。

　統合実習は、臨床指導者さんと高橋さんのおかげで、毎日、感動の連続でした。初めて、患者さんに寄り添いたい、その人のために何かしたいと思い、関わることができました。そして、その思いは必ず患者さんに伝わり、返ってくることを教えていただき、看護のやりがい、素晴らしさを改めて実感させていただきました。私にとって、本当にこの実習が看護の原点になりました。

看護を探究する

　3年半悩み続けた学生Cさんにとって、この看護体験は非常に大きな意味をもつ体験であったと考えられる。学生Cさんの「本当にこの実習が看護の原点になりました」との最後の言葉は、真ある言葉として多くの人の心に届くものであるだろう。

　学生Cさんは、4年間、看護とは何か、看護師として自分は何ができるのだろうかと、看護を探究し続けた。看護を求めて、求めて、答えが出なくても、自分を見失いそうになりながらも、あきらめずに、看護を求め続けた。そんな学生Cさんの心の奥底には、「看護師になりたい」との強い思いが溢れていたのだろう。

　この学生Cさんの看護を探究し続けた4年間の闘いを目の当たりにして、私は頭が下がる思いがした。学生はこんなにも看護を求めているのか、看護師としての自分を育てようとこんなにも必死になっているのかと、思い知らされるようであった。

　藤岡（2002）は、「自分で考えたり、悩んだりすること以外に、本当の意味で学ぶということはあり得ない」と述べている。また、「一人ひとりの中で問いが生まれ発展し、自分なりの解決をはかる。その過程で、学生は自己自身の欲求を吟味し、自分自身であるとはどういうことかを問うことにな

る。そして、その結果として知識や技術が人格に結びついた
ものとして定着するのである。学習の個性化はそこに根拠を
もつ。このような学習の積み重ねの中から、看護学生は『自
分の看護（personal nursing concept）』を育てていくのであ
る」と示している。

　看護学生は、問いを立て、考え、悩みながら、看護師とし
ての自分を育てていく。そのような力が看護学生には備わっ
ているのである。教員には、その力を信じ、学生の心に寄り
添いながら、共に看護を探究する姿勢が求められるだろう。

　この実習を通して、学生Ｃさんは、「生命を大切に思える
看護師になりたい」と、自分が大切にしたい看護を明確にす
ることができた。これは、臨床指導者さんの語りを聴いたこ
と、そして実際に思い描いていた看護を高橋さんに実践でき
たことで、学生Ｃさんの中にあった理想の看護師像と現実が
一致し、看護観を明確にできたのだと考えられる。それまで
の実習では、課題に追われ、自分のことで精一杯になり、思
い描いていた寄り添う看護が実践できなかった。

　石神（2007）は生命の尊厳について、「これは一つの実践
的理念なのである。それに向かってどこまでも努力していく
ことを求める理念なのである。」と述べている。生命尊厳
の看護は、目の前の患者さんやご家族を、どこまでも大切に
していく実践である。そして、その過程には学生Ｃさんのよ
うに自身の成長が不可欠である。課題で精一杯になっている

自分から、患者の生命の尊厳性を守り、一人の人として尊重し寄り添うことは自身の内面の大きな変革であると考えられる。

生命の尊厳は自己変革の中にある

　本学の創立者である池田大作先生は、「生命尊厳の哲学」の重要性について、一貫して強く主張されてきた。そして、「人間生命は、他にかけがえがないという意味において、それ自体、尊厳です。しかし、（中略）その生命を真実に、そして事実上、尊厳なものとするためには、人間一人一人の努力が必要です」と述べている（2003）。この努力の意味については、「生命を尊厳ならしめるもの」（1973）との論文の中で次のように言及されている。

　　欲望を賢明にリードできる理性なり道徳律といったものが、その人の生命に内在化しなければならない。
　　これは、まことに複雑にして難解な課題であるが、そこに生命ないし人格の理想像を描き、この理想を自己の生命に実現することをめざして、自己変革に挑むのである。（中略）それと同時に、他に対しては、どこまでも、その生命を尊厳と認め、その幸福を願って行動していくべきである。なぜなら、その人の信念から行動として体現化されたもの

は、同時にその信念をより深め、生命自体を変革していくからである。

　生命の尊厳は、自己変革の中にある。すなわち自身の心、人格、生命を磨きつづける中に現実のものとして現れるということである。

文献

藤岡完治（2002）．1　看護教育の方法，藤岡完治，堀喜久子編，看護教育講座3　看護教育の方法，医学書院，東京，pp2-3.

池田大作（1973）．8　生命を尊厳ならしめるもの，時実利彦編，生命の尊厳―人間の世紀第一巻，潮出版社，東京，pp285-286.

池田大作（2003）．第三章　善悪と倫理的実践，二十一世紀への対話〔下〕，聖教新聞社，東京，pp245.

石神豊（2007）．第1章　生命論の新しい展開と倫理―池田先生の「生命尊厳」思想―，創価大学通信教育部学会編，創立者池田大作先生の思想と哲学　第1巻，第三文明社，東京，pp28-32.

厚生労働省（2008）．看護基礎教育のあり方に関する懇談会　論点整理. https://www.mhlw.go.jp/shingi/2008/07/dl/s0731-8b.pdf.（検索日：2020年9月28日）.

厚生労働省（2011）．看護教育の内容と方法に関する検討会報告書. https://www.mhlw.go.jp/stf/shingi/2r9852000001316yatt/2r98520000013lbh.pdf.（検索日：2020年9月28日）.

日本看護協会（2006）. 新版　看護者の基本的責務―定義・概念／基本
　　法／倫理, 日本看護協会出版会, 東京, pp42-48.

柳田邦男（2011）. 第1部　看護学生の物語から, その先の看護を変える
　　気づき―学び続けるナースたち, 医学書院, 東京, pp42-44.

2 章

慈　愛
Compassion

Nursing has been indispensable for people's survival since ancient times. And it started with a maternal love that was not a rationale but human nature to cherish, protect and raise own child. The spirit of compassion in Buddhism has its roots in the origin of nursing. Compassion is the meaning of "replace suffering with joy" that is to remove all sentient suffering away and give all sentient beings joy. Nurses think of patients who suffer, make selfless effort to remove their suffering, and bring them peace of mind—it is the nursing with the spirit of compassion.

1 看護の起源

　看護の起源とは何だろうか。これまで看護の歴史については、SeymerL.R.やDolan,J.A.などによって人類史の視点から、看護の起源やその発展について探究されてきた。有史以降、文字が存在し記録として遺されているものについては、メソポタミア文明における粘土板に書かれた処方箋（Dolan,J.A., 1973/1978）や、エジプト文明においてパピルスに書かれた医術に関する記述（Seymer,L.R., 1957/1978）が最も古いもののようである。

　しかし、有史以前から看護は存在しているとの考えが、看護に携わるすべての人が抱く見解ではないだろうか。すなわち、原始時代、コミュニティをつくり生活を営む人々の中で、病み苦しむ人の傍らに、その世話をする人が存在していただろうと考えられている。痛むところに手を当て擦る、病む人の身体を拭き衣を換える、あるいは食事を食べさせるなど、人間が避けては通れない生老病死において、人々は互いに支えあい命をつないできた。そして、主にその役割を担ってきたのが女性であったと言われている。

　唐田ら（2016）は、「看護は、女性が子どもを産み、生命を守り育てていくことから始まり、相互に助け合い、病人あるいは老人、幼い子どもや妊産婦などに手を添えるところから発展していった」と述べている。母親は、わが子に乳を与え、おしめを換え、強く深い愛情をそそぎ、全力で育ててい

く。それは、未熟な幼い生命を慈しみ、護ろうとする本能である。母の慈愛は海より深く、宇宙のごとく広い、そして燦燦と輝く太陽のごとく温かい。そんな母の慈愛を一身にあびて、幼子はすくすくと成長していく。このような母親の養育が看護の起源であったとされている。

　看護は、太古の昔から、人が生きていく上で欠かせないものであった。そして、本能的に、わが子を慈しみ、守り、育もうとする母性愛から始まった。

　このことは、現代の私たち看護師にとっても重要な示唆を与えてくれるのではないだろうか。すなわち、母親がわが子を無上の愛で慈しむように、目の前の患者さんをかけがえのない一人として慈しみ、思いやる心で看護にあたることが大切であるということである。

　その後、看護は、家族や親族などの身近な人を対象としたものから、他者を対象とするものへと発展していく。それは、宗教による影響とされており、西洋ではキリスト教、東洋では仏教による影響が大きい。キリスト教の隣人愛や仏教の慈悲の精神は、他者の苦しみを我がこととして受け止め、他者に尽くす奉仕活動や利他的行動として体現されるものであったと考えられる。ここでは、仏教による釈尊の看護実践から、看護のあり方について考えていきたい。

2　釈尊の看護実践

　南伝仏教の文献「大品」には、「腹病を患い、大小便の中に埋もれて臥していた一人の比丘を看病した釈尊の姿」が記されている（川田，2013）。

　釈尊は、比丘に対して、「なぜ他の比丘たちは、あなたを看病しないのか」と問う。これに対し、比丘は「私は他の比丘の病を看なかったため、自分が病気になっても、誰も私を看病してくれないのです」と答える。そこで、釈尊は弟子の阿難とともに、大小便に埋もれていたその比丘の身体を洗い、世話をしたとされている。

　また、漢訳仏典「摩訶僧祇律」巻二十八には、一人の病比丘のもとを釈尊が訪れる場面が記されている。まず釈尊が病比丘に食事をしているかどうかを尋ねると、病比丘は「食物を得られないので、食事をしていない」と答える。

　次に、釈尊は「この部屋に一緒の比丘はいないのか」と問う。これに対し、病比丘は、「自分が悪臭を放ち、汚れているので、嫌われてしまい、一緒にいた比丘は去ってしまいました。私は一人で孤独に苦しんでいるのです」と答える。そんな病比丘に対し、釈尊は「私はあなたの伴侶となり、世話をするから、孤独を憂い、悩むことはない」と励ましの言葉を送る。そして、弟子の阿難と一緒に、病比丘の身体を拭き、部屋や寝床を清掃した。

　さらに、釈尊は病比丘の額に手を当て、擦りながら、「病

気の具合は良くなりましたか」と。これによって、病比丘の苦しみがことごとく取り除かれたとある。

　病に臥し、誰からも見捨てられ、孤独に苦しむ比丘に対し、釈尊は排泄物を処理し、汚れた身体を清拭し、手当てを行っている。排泄物に埋もれた人、悪臭漂う人への世話は、誰もが嫌がり、避けたくなるようなことであっただろう。

　しかし、釈尊は、わが身が汚れることを厭うことなく、病比丘の世話に当たっている。これは、目の前にいる一人の人が抱える苦しみを我がことのように受け止め、決して放ってはおけないと、どこまでも相手を慈しむ心によるものであったと考えられる。

　釈尊は、「あたかも、母が己が独り子を命を賭けて護るように、そのように一切の生きとし生けるものどもに対しても、無量の（慈しみの）こころを起こすべし」と説いている（中村訳，1984）。このように、釈尊の看護実践の根底に脈打つ慈悲の精神は、看護の起源に通ずるものである。

　慈悲とは、「慈しみ憐れむこと」とされ、「慈はサンスクリットのマイトリー（友愛）、悲はカルナー、アヌカンパー（共感・同苦）の訳語」である（創価学会教学部，2017）。

　また、「大智度論」では、「大慈は一切衆生に楽を与え（与楽）、大悲は一切衆生の苦を抜く（抜苦）」とある。さらに、「『大悲』の『悲』とは、『同苦する』ということです。ともに苦しむ『うめき声』がその原義とされる。すべての衆生を、何としても

苦悩の"鉄鎖"から解放したい。そのために釈尊は悩み、戦った」と言われている（池田，1996）。すなわち、自身に具わる友愛や共感、同苦の心をもって相手に関わることで、相手の苦しみを取り除くことができ、心を軽くすることができるとされている。

　看護師が患者の抱える苦悩に思いを馳せ、心を砕き、相手の苦悩を取り除き、さらに安心を届け、心を軽くする。このような看護が実践されるなら、患者はどれほど安心して前向きな生活、そして人生を送ることができるだろうか。看護師にとってもその喜びは計り知れないものである。

　次に、看護学生の体験から慈愛の看護について考えていきたい。

学生Aさんの看護体験
「私の看護の原点―患者・田中さんとの出会い」

　私は、膀胱癌の終末期である90代の患者・田中さんを受け持ちました。延命治療は望まれず、治療は対症療法のみで、実習中、田中さんの状態がもつかどうかわからないと言われました。ベッドサイドに行くと、臭いがとても気になりました。田中さんは呼び掛けても、うっすら目を開けるくらいで、ほとんど反応がありませんでした。

　最初は、〔どうしよう。田中さんに何をすればいいのだろう。話しかけても反応がないのに、どうしたらいいのだろう〕と戸惑いました。しかし、〔どうにかして、田中さんの体をきれいにしていきたい。私にできることは全部やらせていただこう〕と思いました。

　田中さんは、時々言葉にならない声で「あー」と言われることがあったので、少しでも話せたらいいなと思いました。〔私の声は届いているのかな。状態が良くなったらいいな〕と思い、手浴をする時に「手を洗いましょうね」と声をかけると、少し手を動かそうとしたり、体位変換の時にも体を動かそうとしてくださったので、〔あぁ、きちんと届いているんだな。優しい方なのだな〕と感じました。その後も、全身清拭や足浴、口腔ケアと自分にできることを精一杯やらせていただきました。

　実習1週目の終わりには、田中さんの身体はだいぶきれ

いになって、臭いもあまり気にならなくなり、少しずつ調子が良くなってきているように感じました。

　田中さんに「来週、また来ます」と声をかけて病室を出ようとすると、「ありがとう」という声が聞こえました。思わず振り返って、ベッドサイドに戻り「今、『ありがとう』と言ってくださいましたか？」と確認すると、「うんうん」と頷いてくださいました。私は、とても感動して、これから元気になっていかれるのだと嬉しくなりました。

　2週目の初日も、田中さんにもっと安楽に過ごしていただきたいと思い、洗髪の計画を立て、田中さんの回復を期待して、病院に行きました。しかし、田中さんの状態は悪化しており、ご家族も来院されていました。ご家族は田中さんのことを「歌が上手くてね。人に教えることが好きだったから、きっと最期もこうして自分の生命を通して学生さんの役に立てたと思ったら、嬉しかったと思うよ」と話してくださり、それだけで胸が熱くなりました。

　その後、お昼過ぎにご家族が見守られる中、田中さんは静かに亡くなられました。ご家族は「頑張って生きたね。長生きしたよ。大往生だよ。90歳を超えてやりきってくれたと思います。悲しくはありません」と仰っていました。

　ご家族の気持ちを受け止めながらも、私は〔学生の私が担当したから、悪化したのではないか。亡くなられたのではないか〕と申し訳ない気持ちでいっぱいで、辛くて辛くて涙が止まりませんでした。少し落ち着いてから、エンゼルケアに入らせていただき、口腔ケアや洗髪も行わせてい

ただきました。その時、田中さんの身体はまだ温かく、お顔はとても穏やかな表情で、眠られているようでした。もっと田中さんのことを知りたかったなと思いました。

　最後に、ご家族から「病院は生きて帰る人だけじゃないと思うから、今回のことを通してたくさん学んでね。いい看護師さんになってね。頑張ってくださいね」と声をかけていただきました。

　実習後、先生や友人にも励まされ、振り返る中で、田中さんはご家族全員に見守られる中、安心して旅立たれたのではないか。私も実習生として、田中さんの最期の時に関わらせて頂けたことはとても意味があることだったのではないかと思えるようになりました。

　田中さんの生と死を通して、患者さんが必要としている時に、必要なケアができる力をつけないといけないと学ばせていただきました。

　私の心の中には、ずっと田中さんがいます。いつも田中さんのことを思い出して、〔これからお会いする患者さんへのケアを通して、田中さんに恩返ししていこう〕と決意しています。

○学生Aさんの看護体験を読んで───

互いにかけがえのない存在となる

　学生Aさんは、田中さんと出会ってすぐに「臭いが気になった」と語っている。田中さんは、学生Aさんが受け持って10日程で亡くなられていることから、受け持ち当初は臨死期にあったといえる。

　臨死期にある患者さんは、呼吸状態の変化に伴う喀痰の増加や口腔内の乾燥、循環状態の低下に伴う末梢冷感やチアノーゼ、浮腫、乏尿などが生じ、独特の臭いを放つことも少なくない。

　このような患者さんを初めて目の当たりにする学生の多くは、衝撃を受け、動揺し、泣き出す人もいると思われる。学生Aさんも、戸惑う思いを語っている。しかし、その直後には、「どうにかして、きれいにしていきたい。私にできることは全部やらせていただこうと思った」と語り、田中さんの姿に驚いたものの、すぐに自分ができることをやろうと心を定めている。

　これは、学生Aさんが田中さんの姿を見て、田中さんの抱える苦しみを感じ取り、このまま放ってはおけないと、田中さんに同苦の心で接していたことを意味している。同苦は同情とは異なる。同苦には行動が伴う。だからこそ、学生Aさんは決意したとおり、田中さんに手浴や足浴、全身清拭、口

腔ケアと、次々と清潔ケアを行うことができたのだろう。学生が、受け持ち1週目でこれだけ多くのケアを計画し、実施していくことは容易ではない。身体の隅々まで清潔ケアを行っていくと、「田中さんの身体は、臭いが気にならないぐらいきれいになり、田中さんが回復しているようにも感じられるほどであった」と学生Aさんは語っている。この学生Aさんの看護ケアは、釈尊の看護実践を思い起こさせる。学生Aさんは、田中さんをかけがえのない一人の人として慈しみ、心を尽くしてケアしていったのだろう。清潔ケアをしながら、田中さんの声や小さな動きも見逃さず、田中さんのことを少しでも知りたいと関わる学生Aさんの姿に、田中さんへの深い慈愛の心が感じられる。

　学生Aさんの心は、田中さんの心を癒し、勇気づけていく。田中さんは最後の力を振り絞って、学生Aさんに「ありがとう」と伝えてくれた。

　死を前に何もすることができず、たった一人で病苦や不安、孤独と闘っていた田中さんにとって、学生Aさんの優しい声かけや触れる手はどんなに温かく感じられたことだろうか。

　池田（2006）は、次のように述べている。

　　世の中には、たくさんの病気がある。どの病気も苦しいが、一番苦しいのは『自分は、だれからも見捨てられてしまった』という意識かもしれない。『だれも自分のことな

ど思ってはくれない。どうでもいい存在なんだ』という思い。絶望という暗い穴が心にできると、その穴に、人間の生命力は、どんどん吸い込まれて消えてしまう。だから、病気の人を、逆境にある人を、放っておいてはいけない。忘れてはいけない。『私は、あなたが元気になるのを、心から願っています』という思いを、たゆまず、静かに、伝え続けなければならない。何もしないのは、『あなたのことなど、どうでもいい』というメッセージを送ることになるからだ。

　学生Aさんと出会う前の田中さんは、まさに孤独と絶望の中にあったのではないだろうか。その中にあって、自分のことを大切に思い、回復を願いながら、自身の手や足、全身を温めきれいにしてくれた学生Aさんの存在は、田中さんにとって恩人であり、どれほどにかけがえのない一人の人となったのだろうか。だからこそ、田中さんは、学生Aさんに感謝の言葉を伝えてくれたのだと思われる。

生命を通して教えてくれた田中さんへの恩返し

　学生Aさんは、田中さんの姿や言葉から田中さんの生きる力を感じ、今後の回復に希望を抱いていた。しかし、2週目の初日に田中さんは家族が見守る中、旅立たれる。ご家族の

気丈な姿とは裏腹に、学生Aさんは自責の念や申し訳なさ、大切な田中さんを亡くした辛さが一気に押し寄せ、涙が溢れた。ご家族から田中さんの思いを代弁する言葉や、励ましの言葉を頂いたが、田中さんの死をどう受け止めたらいいのかわからない。実習後、学生Aさんは教員や友人に励まされ、田中さんへの関わりや死について振り返った。その中で、もしかしたら田中さんは、大切な人がそろった時を選んで亡くなられたのではないかと思い至る。

　その時、学生Aさんは、田中さんの最期に学生である自分が関わらせていただけたことは、なんと有難く、かけがえのないことだったのだろうと気づかされたのではないだろうか。田中さんが生命を通して教えてくれたこと、それは決して忘れてはならない。田中さんとの出会い、関わりの日々、田中さんの死、ご家族から頂いた言葉はすべて、学生Aさんにとって田中さんとのかけがえのない絆となり、宝物となっただろう。Sartre,J.P.（1943／1960）は、死とは「それは、事実性の或る面、対他存在の或る面より以外の何ものでもない。いいかえれば、所与より以外の何ものでもない。（中略）私の『可能性―存在』の不断の他有化として、あらわれる」と述べている。また、このようなSartre,J.P.の死に対する洞察について、Bourgeault,G.（2000）は、「死を超えて『他者のために存在すること』と呼ぶものが残る」と述べている。また、「『死んだ生命』とは、『記憶し、継承したもの』『引き

継がれたもの』のなかで、他者が保護者である生命である」
と述べている。

　学生Aさんは、田中さんが生命を通して教えてくれたこと
を自身の心に刻み、これからの看護人生に生かし、田中さん
に恩返ししていこうと決意する。田中さんが生きてきた心や
人生は、学生Aさんへと引き継がれ、これからも生き続けて
いくことだろう。

学生Bさんの看護体験
「患者・三浦さんとのキャッチボール」

　患者・三浦さんは、20年前から広範囲脊柱管狭窄症が
あり、手術を3回されましたが、それでも痛みが続いて
いる方でした。ずっと一人暮らしをされてきて、数年前に
転倒されてからはほとんど動けなくなり、療養型の病院に
入院されていました。寝たきりの生活が続いていたので、
関節拘縮で足が曲がっていたり、円背も進行し、体動時痛
や腰痛がありました。

　三浦さんは、とても静かで無口な方でした。リハビリ
見学の時に、三浦さんが昔、北海道で15年間くらい旅を
したという話をされていたので、その日の午後に「他にも
どこか行かれたんですか？」と聞いてみました。そうする
と「もうそんなの考えたくない。あっち行って」と言われ
てしまい、とてもショックでした。今まで受け持ってきた
患者さんは、どちらかというと話してくれる方が多かった
ので、この先三浦さんとどのように関わったらいいのかと
悩みました。しかし、「あっち行って」と言われた時、目
は孤独というか、何か求めてる感じがして、それもすごく
気になりました。

　臨床指導者さんから、三浦さんが中学校の時に野球を
していたことと、入院時の話を聞きました。入院して間も
ない頃、三浦さんは、ほとんど話さなかったそうです。あ

る時、臨床指導者さんが三浦さんを誘い、キャッチボールをすると、すごく喜んで、次の日から「キャッチボールやってくれたあの人はいないのかー」と臨床指導者さんのことを探すようになったと聞きました。

　その話を聞いて、今の三浦さんの状況だけで判断するのではなくて、何か違う面も見てみたいと思い、「キャッチボールやりませんか？」と声をかけました。ところが、三浦さんに「やりたくない。あれは嫌だ」と言われてしまい、がっかりしました。

　三浦さんは、食事以外はほとんどベッド上で過ごされていて、何でも「嫌だ」や「わからない」から始まる感じでした。ずっと痛みもあるので、すごく気持ちも落ち込んでいるのだろうと思いました。それで、少しでも痛みが軽減できたり、少しでも気分転換ができたら、意欲も湧き、心も明るくなるのではないかと思い、そのために何かできないかと考えました。

　三浦さんの反応から、最初から三浦さんに入りすぎるのは良くないと思い、隣にいることから始めることにしました。テレビを見ている時に「隣にいてもいいですか？」と聞いて、何も話さずにいたり、たまに話しかけたりして、少しずつ関わるようにしました。

　また、話すことだけではなく、触れることで伝わることもあるかなと思い、バイタルサイン測定や聴診する時に、肩に触れたり、機械浴の時はマッサージをしたりしました。「私が近くについてますよ」ということを伝えたいと思い

ました。

　そのように関わる中で、北海道が好きと言われていたので、「自然などが好きなんですか？」と聞いてみると、「そう」と答えてくれました。そこで、「お散歩しませんか？」と提案すると、「いいね」と言ってくださったので、それからはよくお散歩に行きました。そして、お散歩から戻ると、「ご飯前だから手を洗いましょう」「手浴しますね」と言って、手浴やマッサージをさせてもらいました。

　三浦さんは、自分でご飯を食べていたのですが、手の関節拘縮があり、一口二口で手が止まってしまうことが多くありました。そして、手が止まると、介護士さんが全て介助して食べるという状況でした。

　私は、せっかく食べる機能があるのに、全て介助し、その機能を衰えさせるなんてもったいないと思い、手浴やマッサージ、関節可動域訓練を行い、少しでも三浦さんに自分で食べていただけるように工夫しました。ケアを何日か続けていくと、三浦さんは「何も変わらない」と言いながらも、「これをこっちに移して」と自分の意思を伝えてくれるようになったり、ゆっくりだけれど自分で食べられるようになり、効果がみられました。

　普段、三浦さんは昼食後、眠ることが多かったのですが、ある日、三浦さんのところに行くと目がぱっちり開いていました。そこで、「車椅子に乗って、起きますか？」と聞くと、「そうしたい」と言われました。「食堂へ行って、キャッチボールしませんか？」と提案すると、「うん」と言われ、

キャッチボールをしました。三浦さんは、すごく夢中になって、腕を上げるのも痛いのに「痛い痛い」と言いながらボールを投げ、すごく笑っていました。私はとても驚きました。三浦さんは、こんなに笑うのだと思い、嬉しかったです。

　実習最後の日に、「私の下手な援助でも、三浦さんが何の文句も言わずに、黙って見守ってくださったからこそ、毎日楽しく来ることが出来ました。ここで三浦さんからたくさん学んだので、次の患者さんに活かしていきますね」と挨拶をすると、三浦さんが泣き出してしまいました。何も言葉はありませんでしたが、泣いてくださいました。

　出会って間もない時、三浦さんは、「この先、何もしたいことはない」と言われていました。私は、それではもったいない、そんな絶望やマイナスなことばかり考えないでほしい、この先家に帰ることは難しくても、病院で少しでも楽しいことや明るいことを考えられる時間をつくってほしいと思い関わっていたので、それが伝わったように感じて、本当に良かったと思いました。

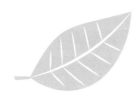

○学生Bさんの看護体験を読んで―――

慈愛の心で包み込む

　学生Bさんは、「あっち行って」と拒絶する三浦さんの目に、孤独が映っているように感じたと語っている。これは、学生Bさんが三浦さんの心の世界に一瞬のうちに入り込み、三浦さんの気持ちを感じとったということだろう。Travelbee,J. (1971／1974) は、同感について、ウエブスター辞典を引き、「他人の気持ちとか興味に入り込む能力であって、他人の情緒、体験、とくに悲嘆にたいして敏感だとか、あるいはそれらから影響をうける性格あるいは事実である」と述べている※。また、「それは、素質、態度、他の人に伝えられるようなタイプの思考、感情である。そして深い個人的な関心や興味が、この思考や感情の特色である」(Travelbee,J., 1971／1974) としている。学生Bさんは、もともと持っている素質や態度に加え、出会って間もない三浦さんに対する深い愛情にも近い関心を持って、三浦さんに接していたと考えられる。

　だからこそ、学生Bさんは、三浦さんに拒絶されショックを受けても、自分のことより三浦さんのことを心配した。そ

※Sympathy
　The act or capacity of entering into or sharing or interests of another
　: the character or fact of being sensitive to or affected by another's
　emotions, experiences, or esp. sorrows
　(Webster's Third New International Dictionary)

して、キャッチボールに誘ったり、三浦さんの痛みから心の落ち込みを感じとるなど、孤独を抱える三浦さんのために何かできないかと模索していく。そして、学生Bさんは、三浦さんの性格やこれまでの生活を尊重し、そっと静かに三浦さんの傍にいることを選択する。傍にいること、触れることで、三浦さんに「一人じゃない、私がいますよ」と伝えたいと、深い慈愛をもって接していく。

心の闇を打ち破る、まっすぐな信念

　三浦さんは長年一人暮らしをされ、今は一人で動くこともできなくなってしまった。「この先、何もしたいことはない」と生きる気力は失われ、心は固く閉ざされ、絶望の中に暮らしていたのではないだろうか。

　そんな三浦さんの絶望を感じた学生Bさんは、三浦さんの絶望を打ち破りたいと願う。三浦さんに、少しでも楽しいと思える時間を、明るいことを考えられる時間をつくってほしいと願いながら、かけがえのない人生を暗いままで終わらせてはもったいない、あなたの人生には価値があると、学生Bさんはまっすぐな信念で三浦さんにぶつかっていった。

　三浦さんは散歩や手浴、マッサージを通して、学生Bさんの包み込むような慈愛の心に癒されていく。そして、学生Bさんが一生懸命に行ってくれる手浴やマッサージに対して

「何も変わらない」と言い放っても、変わらず傍にいてくれる学生Bさんに、少しずつ心を開いていった。

　池田（2020）は、「『自分のことを思ってくれる人がいる』—その手応えが、苦悩の人の生命空間を、すっと広げてくれる。他人や世界と"共にある"という実感があれば、必ず立ち上がることができる。それが生命のもっている力だ」と述べている。学生Bさんから溢れるほどの愛情を受けた三浦さんの心は開かれ、学生Bさんとなら、大好きだったキャッチボールをしてみたいと思えた。久しぶりのキャッチボールは、痛かったけど夢中になった。楽しかった。久しぶりに笑った。三浦さんの中に眠っていた生きる力が引き出されていったのだろう。

　実習最後のあいさつ、学生Bさんの感謝の言葉に、三浦さんの心は解け、涙が溢れたのだろう。

看護師Cさんの看護体験
「患者さんの希望に沿う看護」

　看護師3年目に、既往に筋ジストロフィーがある40代の女性の患者・伊藤さんを担当しました。伊藤さんは、重症肺炎でICUに入院され、人工呼吸器を装着し、少し状態が安定したところで、転棟してきました。気管切開をされていましたが、意識はしっかりされており、理解力もある方だったので、アイコンタクトや筆談でコミュニケーションをとることができました。

　転棟直後のカンファレンスで、今後の方向性や退院先についての話し合いがありました。入院前は、ずっとご両親が介護されてきたのですが、ご両親も70代で、在宅介護は限界かもしれないと言われていました。そのため、療養型の病院を探すか、人工呼吸器の離脱を試すかといった話し合いになりました。しかし、人工呼吸器の離脱については、自発呼吸が少しあるものの、呼吸筋の筋力低下が著しく、難しいのではないかとの意見が多数でした。

　そのとき、1人の医師が療養型病院では、高齢者が多く、40代の伊藤さんにとっては気の毒なのではないか、ご家族の介護負担も理解できるが、どうにか自宅に戻れないかと言われました。

　それを聞いて、私はハッとしました。伊藤さんにとってみたら、突然このような状況になってしまい、辛い思いをされ

ているに違いない、こちらが諦めてはいけないと思いました。話し合いの結果、転院調整を行いながら、人工呼吸器を離脱できるかどうか試してみることになりました。私は、どうか良い方向に行ってほしいと祈りながら関わりました。

　人工呼吸器の離脱は、まず設定をCPAPに変更するところから始まり、次に昼間1時間だけ外し、徐々に時間を延ばしていきました。そのうち、昼間は呼吸器を外すことができるようになり、夜間は着けた状態になりました。そして、夜間の離脱も少しずつ進め、1か月程で離脱することができました。伊藤さんがとても頑張られ、離脱できた時には、私たちも驚きと同時に嬉しさが込み上げ、伊藤さんと一緒に喜びました。

　その後、昼間は酸素も不要となり、夜間のみカニューラで微量の酸素を流すことになりました。伊藤さんの頑張りに、本当に患者さんの力は計り知れないと気づかされました。

　ご家族にとっても、人工呼吸器を離脱できたことがとても大きかったようで、「これなら家でも介護できるかもしれない」と言われました。伊藤さんは、ご両親の手前、「家に帰りたい」とは言えなかったと思いますが、主治医の先生は「本人は帰りたいと思ってると思う」と話されていました。私もとにかく回復して、本当に後悔のない選択をしてほしい、本人も家族も納得できるような方向にいってほしいと思いました。

　自宅に帰れる希望が見えてきたところで、次は、ADLの

回復が目標になりました。その時の伊藤さんは、ほぼ寝たきりで、体位変換もできない状態でした。そこで、まずは車椅子の乗車から始め、次に移乗動作の際に少しでも伊藤さんの力が活用できるように、介助者1人で移乗ができるようにリハビリを進めていきました。

　そのとき、スタッフの中から「看護師2人で介助している状態なのに、本当にお母様1人でできるようになるのか」との意見が出ました。

　今回の入院前から、お母様が介護負担を感じていたこともあり、先輩から「ご本人達の希望だけではなく、ご両親の体力や、実際にできるかどうかという評価も看護師はしなくてはダメだよ」と言われ、反省しました。

　しかし、私は、伊藤さんにもご家族にも諦めてほしくないとの思いと、どうにか伊藤さんを自宅に帰らせてあげたいという思いが強くありました。お母様も「帰れるかもしれない」と言われていたので、実際できるかできないかは、お母様に看護をしている姿をみて決めてもらおうという方向性になりました。

　お母様は一度に多くのことを聞くとパニックになってしまう方だったので、一日一歩ずつ、「今日はここまでできたから、明日はここまでやってみましょう」と進めていくようにしました。そして、自宅では排泄介助が課題になるので、理学療法士さんに「トイレに行く訓練を組み込んでもらえませんか」とお願いしました。伊藤さんとお母様にも元々の排泄方法を確認し、お母様が実際に介助できるよ

うに、さまざまな排泄方法を試していきました。その中で、お母様の移乗介助が一番上手であることがわかり、「お母様すごいですね」と一緒に喜びました。

　チームスタッフにも情報を共有してもらうために、カルテに伊藤さんと医師が話し合った今後の方向性を書いたり、カレンダーに「今日は〇〇をしてください」と書いて、継続した看護ができるようにしていきました。また、お母様にも「こういう段取りでいいですか」と確認したり、理学療法士さんとも連携し、協力してもらいました。食事も胃瘻を造設し、注入の指導を進めていましたが、その途中でスピーチカニューレに変更になり、口から摂取できるようになりました。

　スピーチカニューレへ変更後は、痰も少なくなり、できる限り口から出すように促すと、自己喀痰もできるようになりました。そのため、気管切開を塞ぐことができる可能性も見え始めました。

　しかし、伊藤さんは筋ジストロフィーがあるので、今後、肺炎が再発する可能性は高く、呼吸状態が悪化することは避けられない状況にありました。気管切開を残しておけば、重症化した時には、すぐに人工呼吸器を装着することができるというメリットもあります。

　そこで、医師から気管切開のメリットとデメリットを説明してもらい、伊藤さんが今後どのように生きたいかについて、ご本人とご家族で話し合い、決断してもらうことになりました。伊藤さんもご家族もとても悩まれ、伊藤さん

は何度もお母様と話し合われていました。お母様から相談を受けた時は、お母様の思いをしっかりと聴いて、どちらがいいとは言えませんが、気管切開を閉じた場合は感染のリスクも少なくなることはお伝えしました。その結果、伊藤さんは気管切開を閉じるという決断をされました。もし次に肺炎になったとき、「また同じ思いをするのは嫌だから、人工呼吸器をもうつけないようにしたい」と言われていました。

　その後、退院カンファレンスを重ね、ご自宅の環境も整え、伊藤さんはご自宅に帰ることができました。

　伊藤さんは「本当に家に帰れて嬉しい」「もう本当に帰れないと思ってたから、毎日がすごく楽しい」と言われ、お母様も「本当に良かったです」「今、心配なことは、肺炎の再発ぐらいですかね」と話されていました。伊藤さんとご家族の嬉しそうな姿を見て、本当に良かったと嬉しくなりました。

　在宅は難しいだろう、人工呼吸器の離脱は無理だろうと言われていた伊藤さんが、ここまで回復したことは、何よりも伊藤さんの力だと思いました。また、ご家族の力がなければ成し得なかったことだと思い、とても感動しました。そして、そこに私も看護師として関われたことに、達成感を感じ、嬉しかったです。

　その3ヶ月後、主治医の先生から、伊藤さんが肺炎で再入院されて亡くなられたと聞きました。その時、伊藤さん

は「人工呼吸器はつけません」と言われ、ご家族も「本人の思う通りにしてください」と言われたそうです。その次の日ぐらいに、意識レベルが低下し、そのまま亡くなられたと聞きました。お母様は「悲しくて寂しいけど、でも1度退院して、3ヶ月間で本人のやりたいことをやらせてあげられたし、本当に自分が生きたいように生かしてあげられたから後悔はないです」と言われたと聞きました。

　私もとても驚き、本当に悲しかったのですが、お母様の言葉を聞いて、自宅退院できたことは間違っていなかったのではないかと思いました。もし介護施設に転院していたら、もっと長く生きられたかもしれませんが、伊藤さんが自分の人生を選択することはできなかった。伊藤さんが自分の生きる道を選択できて、最後に自分の居たかったお家で過ごすことができて本当に良かったと思いました。

　今回、改めて患者さんの希望に沿う看護を行っていくことが、本当に大事だと教えていただいた体験でした。

　人工呼吸器の離脱から、自宅退院まで関わることができ、私だけでなく、他職種の方々にとっても達成感のあるケースであったと思います。お世話なった理学療法士さんに会った時に、伊藤さんが亡くなったことを伝えると、とても悲しまれ涙されていました。それだけ思い入れのある患者さんだったのだと思います。看護師は患者さんの一番近くにいるので、患者さんの思いや希望を他職種に伝えていく役割も大切であると学ばせていただきました。

　また、私自身、看護師3年目になり、ある程度患者さん

の状態がわかるようになると、その人の限界が見えてくるように感じていました。しかし、そのような状況にあっても、いかに医療者側が諦めずに、その人の生きたい希望や方向性に寄り添うことができるかが大切なのだと気づかされました。そして私にとって、忘れられない患者さんの一人になりました。

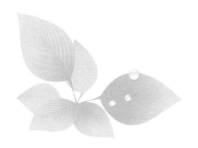

○看護師Cさんの看護体験を読んで――

患者と看護師に具わる無限の可能性

　看護師Cさんは、転棟してきた伊藤さんの状況から、人工呼吸器を離脱することは難しいのではないかと感じていた。しかし、「療養型の病院では、40代の伊藤さんにとっては気の毒なのではないか」との医師の発言を聞いて、ハッとする。伊藤さんの可能性を諦めていた自分に気づかされ、伊藤さんの立場に立って状況を考えていく。肺炎から一気に重症患者となり、人工呼吸器を装着され、どれほど辛い思いをされてきたことだろう。自分で動くこともままならない、話すことさえできない、今後自分はどうなっていくのかと不安の中にいるのではないか。

　また、40代にして、これからずっと病院での生活を送ることになるかもしれないと知ったら、どれほど落ち込むことだろう。伊藤さんが持っている可能性をあきらめてはいけないと思い直した看護師Cさんは、回復を祈りながら伊藤さんに関わっていく。その結果、伊藤さんは1か月かけて人工呼吸器を離脱することができた。

　この奇跡のような出来事に、多くの医療者が驚いたことだろう。そして、看護師Cさんは、誰よりも近くで寄り添っていたことから、伊藤さんが持っているはかり知れない力を感じた。伊藤さんの"絶対に家に帰りたい"との強い思いと、可

能性を信じて関わった医療者の思いが、伊藤さんがもつ無限の可能性を引き出したのではないかと考えられる。

　人工呼吸器の離脱は、伊藤さんにも家族にも、看護師Cさんにも希望をもたらした。看護師Cさんは、伊藤さんの回復はもちろん、伊藤さんも家族も納得する方向に向かってほしいとの願いを強くする。そして、伊藤さんの自宅退院に向けて、移乗や排泄、食事などのADLの回復に取り組んでいく。ほぼ寝たきりで、体位変換さえも介助されていた伊藤さんの状況から、自宅退院が可能となるまでの道のりは程遠く、人工呼吸器を離脱することと同じくらい大きな壁に感じられるものであったと考えられる。

　しかし、看護師Cさんは、スタッフからの指摘にも動じることなく、伊藤さんとご家族の可能性を信じ抜いた。そして、伊藤さんとご家族はもちろん、関わるすべての人の思いや意見を真摯に受け止めながら、さらにすべての人の力を結集して、課題を1つ1つクリアしていった。これは、看護師Cさんの伊藤さんをどこまでも大切に思う心がなければ、決してできなかったことだろう。

　池田（1997）は、慈悲には「人と宇宙、人と人、国と国、人と自然を」結合させる力があると述べている。看護師Cさんの心には、伊藤さん、ご家族への慈愛が溢れていたのだろう。決して伊藤さんとご家族を悲しませたくないと、徹して目の前の人を大切にし抜いた看護師Cさん。その姿から、一

人の看護師がもつ偉大な力が感じられた。Bertschinger,C.
(2019)は、「変化を起こすのに、小さすぎる存在なんて、な
いのです」と述べている。患者さんと同じく、看護師にも無
限の力が具わっていると実感させられた。

患者・家族にどこまでも寄り添う

　伊藤さんは、驚くべき回復を遂げ、人工呼吸器の離脱だけ
でなく、気管切開を閉じることも可能な状態となった。しか
し、伊藤さんにとって気管切開を閉じることは、今後の人生
に、生死に大きく関わることである。伊藤さんとご家族は、
気管切開を閉じるメリット・デメリットを踏まえ、話し合い
を重ねていく。そして、伊藤さんは、再度、肺炎になったと
しても人工呼吸器はつけないこと、気管切開を閉じることを
決断された。

　3ヶ月後、肺炎が再発した伊藤さんは、人工呼吸器をつけ
ずに亡くなられる。ご家族も「本人の思う通りにしてくださ
い」と、伊藤さんの選択を尊重された。ご家族が、ましてや
両親がわが子の死を受け入れることは容易なことではない。

　しかし、1度肺炎となり、辛い思いをしてきた娘の姿、そ
して、気管切開を閉じる際に、心ゆくまで重ねた対話があっ
たからこそ、伊藤さん、ご家族共に悔いのない選択をするこ
とができたのだろう。

伊藤さん、ご家族にとって、自宅で共に過ごした3か月間はかけがえのない時間であったと考えられる。お母様の言葉から、看護師Cさんも伊藤さんが自宅退院できたことの意味の大きさに気づく。意思決定に関わる看護師は、その選択が患者さんとご家族の人生にどのような意味をもたらすのか、深く深く考え、どこまでも寄り添う関わりが必要であると、看護師Cさんから教えられたように思う。

文献

Bertschinger, C.（2019）. 世界の識者が語る　変化を起こすのに、小さすぎる存在などない,パンプキン, 29（7）, pp45.

Dolan, J. A.（1973）／小野泰博, 内尾貞子（1978）：看護・医療の歴史, 誠信書房, 東京, pp16.

池田大作（1996）. 法華経の智慧　第一巻—二十一世紀の宗教を語る, 聖教新聞社, 東京, pp265.

池田大作（1997）. 法華経の智慧　第三巻—二十一世紀の宗教を語る, 聖教新聞社, 東京, pp75.

池田大作（2006）. 親身になってくれた中年の看護婦さん, 創価学会白樺グループ・白樺会編, 希望の白樺, 第三文明社, pp109.

池田大作（2020）. 四季の励まし 「生命の力」に限界なし, 聖教新聞 2020年2月2日, 聖教新聞社, 東京.

唐田順子，鈴木はるみ（2016）看護学テキストNiCE 看護学原論（改訂
　　第2版）看護の本質的理解と創造性を育むために，南江堂，東京，
　　pp10. 高橋照子編

川田洋一（2013）. 新版 生命哲学入門Ⅲ－仏教看護と緩和ケア，第三文明，
　　東京，pp74-83.

中村元訳（1984）. ブッダのことば―スッタニパータ，岩波書店，東京，
　　pp38.

Sartre, J. P.（1943）／松浪信三郎（1960）：サルトル全集　第20巻
　　存在と無　現象学的存在論の試み，第4部第1章ⅡE（私の死），人
　　文書院，京都，pp259.

Seymer, L. R.（1957）／小玉香津子（1978）：看護の歴史，医学書院，
　　東京，pp2.

Simard, R., Bourgeault, G., 池田大作（2000）. 健康と人生―生老病
　　死を語る，潮出版社，東京，pp272

創価学会教学部編（2017）. 教学用語集，聖教新聞社，東京，pp159.

Travelbee, J.（1971）／長谷川浩, 藤枝知子（1974）. 人間対人間の看護，
　　医学書院，東京，pp210.

3 章

回復への願い

Prayer for recovery

Prayer is a way to start nursing. Nurses pray for the relief, comfort, and happiness of people who may suffer. The prayer of nurse manifests itself in a hand of nurse that heals the soul and brings peace of mind to people. Nursing is interaction of people's heart to heart and personality to personality. The quality of nursing is determined by the prayer which it is revealed the power within a hand with which it provides care to patients for their recovery.

1 触れる手に祈りを込める

　看護の「看」は「手」と「目」から成るように、目で見て手で触れることが看護の基本である。看護師は、毎日、あらゆる場面で患者に触れる。脈や血圧を測る、体位を整える、車椅子への移乗を支える、清拭や足浴などの清潔援助、採血や注射、褥瘡の洗浄・ガーゼ交換などの医療処置を行う等、患者の身体に触れることなしに看護は成りたたない。

　しかし、電子カルテや呼吸心拍モニターなど医療の機械化により、看護師が患者の身体に触れる機会が少なくなっている。脈拍はサチレーションモニターで確認するという看護師も多い。脈拍は、ただ数値がわかればいいのではなく、触れた指先に感じる脈の強さやリズムも重要なバイタルサインの情報である。それは、機械ではわからない。

　患者の状態変化の兆しが、脈の弱さやわずかな脈の不整に表れることを知っている看護師は、決して脈に直接触れて確認することを怠らないだろう。また、脈を触れる手からでさえ、患者に安心感や癒しを届けられることを知っている看護師は、患者に触れる機会を大切にし、その手に心を込めながら触れるだろう。ここでは、看護師が患者に触れる意義について見直し、看護のあり方を考えていきたい。

　薬や処置ではどうしようもできない痛みを抱える患者を目の前にして、思わず手を当て、擦った経験がある看護師は多いのではないだろうか。何とかしたい、一人にさせたくない

との本能にも似た感情や祈るような思いが、咄嗟に手に表れる。患者はそのような看護師の心に救われ、支えられる。坂部（1983）は「ふれる」という経験について、「相手のいのちや宇宙の深さに、一息のうちに参入するという特徴」があると述べている。

　また、鈴木（1996）は「看護婦がその痛んでいる患者のそばにいて、痛み苦しんでいる患者に深い関心の態度で接し、痛みを和らげようとしてその箇所に触れることで、身体としての深いところで人格的接触による何かが生まれる」と述べている。看護は人格と人格のふれあいである。そして、それは看護師が患者を思う心から生じる"肌の触れ合い"の中で成立すると考える。

　看護師は患者さんに触れるその手に、どのような思いを込めているのだろうか。病み苦しむ人の回復や痛み、苦しみからの解放、安楽を願う心は、看護の原点ともいえる。そして、それは、看護に携わるすべての者が抱く願いであり、祈りだろう。田中（2014）は、看護における「祈り」の重要性について以下のように述べている。

　看護の一つひとつのケアに「祈り」が込められていないと、それは看護にならず単なる仕事をこなすだけの業務になるのではないだろうかと考える。看護という仕事に心・

魂を込めるということは、患者の回復を祈り、人々の幸福を祈るというほかにならない。
　清拭で背中を拭く行為が「祈り」を込めて拭くとその行為はケアに変わる。どんなケアにも他者への思いや願う「祈り」がないとケアを提供する相手に伝わらない。ケアを受け取った人の大切な時間の質が変わり、その瞬間の命の質が変わる。そして、そのケアは相手に伝わり回復力を高めることにつながるのではないかと考える。

　看護師一人ひとりがもつ祈り、それは個々に異なるものである。看護観や人間観、人生観などに影響されると考えられる。しかし、病み苦しむ人の回復や幸福を願う心は、共通した祈りであるだろう。看護は願いをもち、祈ることから始まる。目の前の患者さんの幸福を願い、祈る心をどれだけ深められるかが看護の質を決めると考える。

学生Aさんの看護体験
「触れるケアの力を教えてくれた患者・山本さん」

　山本さんは、80代の女性で、ご主人が事故で他界されていて、身寄りがない方でした。肺化膿症と初期の認知症があり、肺化膿症の方はすでに落ち着いていて、認知症においてもご飯を食べたことは忘れてしまいますが、受け答えはしっかりされていました。しかし、臀部にびらんがあり、ずっと痛みを訴えていて、リハビリや清潔ケアを拒否されることが多くありました。

　最初に家族の話を少し聞いてみると、「この話をすると悲しくなるから嫌だ、思い出したくない」と強い口調で言われました。まだ関係性もできていないのに山本さんの言われたくないところに踏み込んでしまったと思い、配慮が足りなかったとすごく反省しました。

　また、山本さんはお煎餅が大好きでしたが、糖尿病のために禁止されていました。ベッドサイドに行くと、常に「お煎餅、買ってきて」と言われ、私が「買ってこれないんです」と言うと、「もういいよ、もういい、向こう行って、気分悪くなったからもういいよ」と言われてしまい、すごくショックでした。私がいることが山本さんにとってストレスになっているのではないか、自分にできることはあるのだろうかと色々考えて、どう関わっていったらいいのか悩みました。

しかし、患者さんの傍に行くというのが自分が大事にしてきたことなので、次に行ってまた拒否されたら、少し時間をあけた方がいいのかもしれないと考えながら、山本さんのところへ行きました。すると、「あら、また来たの？」「私と話したいの？」というような様子だったので、本当に嫌ってはないんだなと感じました。それからは、長い時間ではなくて、短い時間で何度も行くようにしました。

　少しずつ関わっていく中で、山本さんは「私は一人だから死ぬ」とか「もう病気だからいいの、私は」と言われることもありました。家族がいない、誰も自分のことを知ってくれている人がいないということは、はかり知れない寂しさや孤独感、不安があるのではないかと感じました。

　だからこそ、山本さんが安心して過ごせるように、自分に何かできることはないかと真剣に考えました。そして、清潔ケアをしたら、気持ちもさっぱりするし、体が温まったら、自分が大切にされていると思ってもらえるのではないかと思いました。山本さんに少しでも前向きになってほしいという思いを込めた、清潔ケアをさせてくださいと祈るような気持ちで、毎日関わりました。

　実習3日目の午後に、山本さんがすごく穏やかな表情をされていて、普通の話ができそうな時がありました。今なら清拭ができるかもしれないと思い、「顔をきれいにしませんか？手も拭かせてください」と言うと、「いいよ」と言われました。「本当ですか？顔拭いていいんですか？」と聞き返すほど驚きました。その時、カンファレンスの時

間が近づいていたので、担当の先生に「温タオルでする？」と聞かれたのですが、〔ここが大事な時だ。これを逃したら清潔ケアができないかもしれない〕と思い、「お湯を使ってします」と言って急いで準備しました。お湯でタオルを絞って、まず顔を自分で拭いてもらうと、「あー気持ちいいわー」と言ってくださいました。「次は、胸にタオル当てますね」と言ってタオルを当てた瞬間に、山本さんの力が一気にハァーと抜けた感じがしました。そして、突然、「家族が天国で見てくれているかな」とご家族のことを話し出して、「夫はすごく背が高くていい男だったのよ」と事故で亡くされた旦那さんのことも話してくれました。山本さんが自分から家族のことを話されたことに、私は衝撃を受けました。しかも、すごく前向きな発言で、山本さんにとっていいご主人だったのだとわかり、嬉しくなりました。また、「他の人のところに、家族がお見舞いに来るのを見ると寂しくなる」とも話してくれました。山本さんは、いつも強がって「寂しい」とは言われませんでしたが、やはり寂しかったのだな、寂しくて当たり前だなと思いました。山本さんが素直な自分の気持ちを話してくださって、〔清拭してよかったー〕と思いました。一瞬でも山本さんが前向きに思ってくださって、価値の転換ができたように感じて、すごく嬉しかったです。

　次の日は「顔拭きますか」と提案しても「嫌だ」と言われてしまいました。しかし、一瞬でも、家族がいない分、一番、患者さんの近くにいる看護師が心を込めて、少しで

も生きることに対して前向きになって欲しいとの思いを込めてケアをした結果が出て、本当に良かったと思いました。

　山本さんと関わることは、とても難しかったのですが、手のぬくもりによって、幼少期にお母さんに触れられて嬉しかった気持ちが蘇るように、触れられることで安心感に繋がるということを教えていただきました。

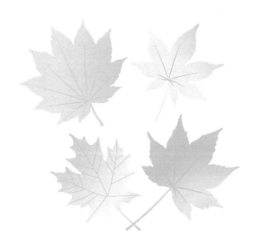

○学生Aさんの看護体験を読んで―――

看護者としての自分を貫く

　学生Aさんは、山本さんのぶっきらぼうな言い方やケアへの拒否に戸惑い、どのように関わっていったらいいのかと悩んだ。山本さんの発言や社会的背景から様々な思いを抱えているのだろうと感じてはいたものの、ご家族の話は拒否され、山本さんがどんな思いでいるのか、どんな希望をもっているのか聞くことができずにいた。

　毎日、「お煎餅買ってきて」と繰り返され、ケアも拒否される様子に取りつくしまがないように感じられたのではないだろうか。それでも学生Aさんは、患者さんの傍に行くことが自分が大事にしてきた看護だと、自身の信念を貫いた。そして、どうにか山本さんと少しずつ関わる中で、学生Aさんは明確にはつかめないながらも山本さんの抱える孤独感や不安感を感じ、山本さんにどうにか安心してもらいたい、少しでも前向きに生きてほしい、幸せになってほしいと強く思うようになっていった。

　山本さんのために自分にできることは何だろうと考える中で、今までに自分がやってきた清潔ケアを思い出す。心を手に込めて行う清潔ケア、患者さんの身体を温め、心を温める清潔ケア―これまで学んできた看護の力を信じるしかないのではないかとの思いが込み上げる。

この学生Aさんの行動には、学生Aさんの看護者としての哲学と目的が反映されているように感じられる。

　Wiedenbach,E.（1964/1969）は、「〈哲学〉とは、人生や現実に対する統合され首尾一貫した一個人としての態度であると定義されているが、それは信念あるいは行為の原理として現われ行動に反映されるものであり、臨床看護を陰から支え動機づける力となるものである」と述べている。

　また、「〈目的〉とは、看護婦が自らの看護実践を通して達成したいと望んでいるもののことであるが、これこそまさに看護婦のめざしている究極的な到達点そのものなのである。それ故にこれは終始変わることのない首尾一貫したもので、看護婦が存在し、看護を行っている理由そのものである」としている。

　学生Aさんにとって、"患者さんの傍に行くこと"、そして、これまで学んできた"清潔ケアの力"は、看護を行う上での信念であり、哲学であっただろう。また、患者さんが安心して前向きに生きていくこと、患者さんの幸せへの願いは、学生Aさんが目指す看護の成果であり、看護を行う理由そのもの、つまりそれが達成できなければ自分は看護を行う意味がないと思えるものであったと考えられる。

　これまでの患者さんのように普通にお話をすること、互いを知り、関係性を深めていくことさえ難しいと感じられた山本さんではあったが、その山本さんのために自分にできる看

護は何か。学生Aさんは、山本さんへの看護をあきらめなかっ
た。それは、学生Aさんが看護者としての自身を貫いたとい
うことであり、その姿勢が山本さんへの看護を導いていった
と考えられる。

祈りで開いた看護実践

　看護の方向性が定まった学生Aさんは、どうにか山本さん
に気持ちのよいケアをさせてくださいと毎日祈るような思い
で関わった。そんな学生Aさんの祈りが叶ったかのように、
絶好のチャンスが訪れる。学生Aさんは、この時を絶対に逃
してはいけないと確信する。そして、ありったけの思いを込
めて、丁寧に温かいタオルを当てた。次の瞬間、全身の力が
抜けていく山本さんを感じ、山本さんが「家族が天国で見て
くれているかな」と発した。まるで奇跡が起きたかのように
感じられたことだろう。

　Watson,J.（2012/2014）は、カリタスプロセスの1つとして、
「人間の苦難・死・苦しみ・痛み・喜び・生活の変化すべて
について、スピリチュアルな・神秘的な・未知で実存的な次
元に心を開き、注意を払う；奇跡はありうる。これが知識基
盤と臨床能力の前提とされる」と述べている。

　学生Aさんは、山本さんの幸せな人生を願ってやまなかっ
た。そして、その願いが届くことを信じて関わり続けたのだ

ろう。それは、学生Aさんがスピリチュアルな・神秘的な・未知で実存的な次元に心を開き、注意を払っていたということである。だからこそ、学生Aさんは逃してはならない"時"を察知することができたと考えられる。

山本さんの人生を転換する看護

　清拭による山本さんの変化について、学生Aさんは、「一瞬でも山本さんが前向きな思いとなり、価値の転換ができたように感じた」と語っている。山本さんは、旦那様を事故で亡くされてから一人で生きてきた。旦那様の死も突然であったことから、その事実を受け容れることは容易ではなかったと考えられる。家族のことは話したくないと語る山本さんにとって、家族との思い出は、現在のたった一人の生活を感じさせるものだったのではないだろうか。

　しかし、そんな山本さんの心を感じ取った学生Aさんは、山本さんの心が安心で満たされ、前向きな心へと変化するようにと願った。そして、その思いを込めた清潔ケアは、山本さんの心に届き、癒しと安心を与え、家族との思い出を語れる山本さんへと変化させた。

　山本さんの人生にとって家族の存在は欠かせないものであり、それはこれからもずっと変わるものではない。しかし、山本さんにとって家族の思い出は、寂しさを感じさせるもの

ではなく、心を安心へと導くものへと変化したのではないだろうか。それは家族がいない人生であっても、家族との思い出があれば強く生きていけると、山本さんのこれからの人生を前向きにするものであっただろう。

　Watson,J.（2012/2014）は、「トランスパーソナルヒューマンケアリングは、『我と汝』という関係性において、人から人へと行われ、内的な力や強さが放出され、内的調和感が得られるようになる」と述べている。このことから、学生Aさんの心を込めた清拭は、山本さんのもつ力や強さを引出すケアであったと言えるだろう。

学生Bさんの看護体験
「心と身体を蝕む痛みを抱える患者・佐々木さんとの出会い」

　80代女性で、左大腿骨転子部骨折の術後の患者・佐々木さんを受け持ちました。私が受け持ったのは術後3週間近く経った頃で、その時は、閉塞性動脈硬化症と腓骨神経麻痺で、左下肢の強い痛みとしびれ、浮腫、冷感がある状態でした。足の指と足背には虚血性潰瘍もあって、少し黒くなっている部分もありました。

　加えて、踵と腓腹部に褥瘡もあり、とにかく痛みが強く、腫れ物に触るように大事にしないと、少し触るだけでも佐々木さんは怖がってしまう状況でした。看護師さんが来るたびに「痛いことすんじゃないでしょうね」と、すごく恐れていたので、佐々木さんにとって痛みはすごく重いもの、重大なものなのだと思いました。

　佐々木さんは1ヶ月間ほど、ずっとベッド上で生活をされていて、リハビリの時間しか動くことがない状況でした。ずっとベッド上にいると、気持ちもどんどん落ちてマイナスなことばかり考えてしまうし、今あるADLも低下し、どんどん悪い方向に行ってしまう気がしました。

　佐々木さんは、記憶力もしっかりされていて、色々とお話ししてくださる方だったのですが、どんどん佐々木さんのいいところが失われてしまう気がしたので、ベッド上の生活からは抜け出してほしいと思いました。そのためには、

痛みをどうにかしなくてはいけないし、希望がないと、ずっとその生活が続いてしまうと思い、まずは痛みをどうにかしたいと思いました。

　佐々木さんの痛みにアプローチできるケアは何だろうと考え、佐々木さんに「お風呂には入っていますか？」と聞きました。すると、佐々木さんは「手術する前から入ってない」と言われました。女性なので身だしなみや痒みも気になるのではないかと思い、洗髪を計画しました。

　佐々木さんに「洗髪をしませんか？」と提案すると「いいね」と言われたので、やらせてもらいました。1ヶ月近くお風呂に入っていなかったので、洗い残しはもちろん、終わった後に痒みを感じることがないように、ゆっくり丁寧に行うことを意識しました。この洗髪で一気に気持ち良くなってもらいたいと思い、「洗い残しとか、痒いところありませんか？」と聞きながら、最後にお湯をたっぷりかけたら、「気持ちいい」と言ってくれました。「ずっと鏡を見てない」と言われていたので、鏡とブラシを渡して、自分で髪をといてもらうと「あ、久しぶりに自分の顔を見た」とすごく嬉しそうでした。その後も、洗髪や清拭、手浴、足浴を毎日のようにやらせていただきました。

　リハビリの時に、理学療法士さんが腓腹部のマッサージをすると、佐々木さんが「気持ちいい」と言われました。それを見て、〔あ、気持ちいいんだ〕と思い、理学療法士さんに確認して、そのマッサージもやらせてもらいました。そして、足を擦ることに対しても、佐々木さんは「すごく

気持ちいい」と言われていたので、「優しく触れてもいい
ですか」と確認してから、痛みがある部分を優しく撫でる
ように擦りました。毎日、訪室するたびに、佐々木さんの
お話を聴きながら、足を擦ったり、マッサージ行うと「そ
れが一番気持ちいい」と言ってくださるようになりました。

　ある時、佐々木さんの話を聴きながら足を擦っていると、
「治療をやめて、このまま死んじゃいたいと思うこともあ
る」と泣きながら話をしてくれました。その時に私はどう
反応していいか、声をかけたらいいかわからず、「そうな
んですか」としか言うことができませんでした。

　しかし、その後、佐々木さんは「杖をついて歩けるよう
になりたい」と夢を話してくれました。佐々木さんは25
歳で結婚してから、ずっと介護をされてきた方でした。ご
主人のお母様の介護に始まり、お父様、ご自分のお母様、
最後にご主人とずっと介護されてきて、「自分より人のた
めに使ってきた人生だった。それでも幸せだった」と言わ
れていました。3年前にご主人を亡くされてからは、一人
で生活されていましたが、ご主人のことをとても愛されて
いて、「主人との思い出がたくさん詰まった家に戻りたい。
だから杖をついて歩けるようになりたい」と話してくれま
した。

　私は正直、それを聞いた時に、骨折してからずっとベッ
ド上で寝ていた患者さんから、そのような言葉を聞かされ
るとは思いもよらなかったのです。歩けるようになるのだ
ろうかと思う気持ちもありました。しかし、カンファレン

スで他のメンバーが「自分が諦めたら終わりだと思うから、私は諦めないってことは決めてる」と話してくれました。それを聞いて、〔あ、そうだな、患者さんの可能性を信じることが大事なんだ〕と気づかされました。

　佐々木さんが歩けるようになるには何をしたらいいんだろうと考えると、やはり〔まずは痛みを取ることだな〕と思いました。そこで、佐々木さんにとって一番痛みが少ない体位を考えました。左足が除圧できるように、どのように足を浮かせたらよいのか、足が浮き過ぎても逆に痛いので、高さをタオルで調節するようにしました。タオルを2枚使い、1枚目だけ少し丸めて少しだけ浮かすように工夫しました。

　佐々木さんと相談しながら「これだったらどうですか？」「それだったら大丈夫」と確認しながら調節していきました。足に触れるときにも、「じゃあ今ここ触りますね、大丈夫ですか？」「今ここ触ってますよ、少し持ち上げますね」「じゃあ（足を）置きますね」と、一つ一つ丁寧に佐々木さんに確認しながら、声かけを大事にしていきました。

　実習2週目に、閉塞性動脈硬化症のカテーテル治療がありました。治療の翌日で疲れてるだろうからと迷いましたが、佐々木さんに「洗髪どうですか？」と聞くと、「ぜひ、やってやって」と言われたので、やらせてもらいました。すると、洗髪が終わった後には、痛みが軽減していました。一時的な効果かもしれませんが、その時だけでもリラックスすることができて、良かったなと思いました。

最終日に、佐々木さんが「またどこかで会いましょうね。病院は嫌だけど、またどこかで会いましょうね」と言ってくれました。「もう死んじゃいたいって思うこともある」と言われていた佐々木さんがそう言ってくれて、本当に嬉しく思いました。〔生きる力を引き出すことができたのかな〕と思いました。

　佐々木さんと関わって、痛みは、本当に患者さんの精神も身体も蝕む、すごく大きな課題だなと思いました。しかし、痛み以外の、基本的な生活にアプローチしていくことで、少しでも前向きになったり、希望を引き出すことができるのだなと学ばせてもらいました。

　本当に希望を引き出すことはとても大切なことで、心の中で思うだけではなく、声に出すことも大事だと思いました。佐々木さんが「杖をついて歩けるようになりたい」と声に出してくれたからこそ、私もどうにかしたいとの思いで、佐々木さんと一緒に考えることができたのだと思います。

○学生Bさんの看護体験を読んで―――

佐々木さんを全人的に捉える

　学生Bさんは、強い痛みを抱え、触れることさえ怖がる佐々木さんを目の当たりにし、どのように関わったらいいのか戸惑った。しかし、佐々木さんの痛みだけに捕らわれることなく、1ヶ月もの間、ベッド上の生活が続いている佐々木さんの生活に思いを馳せている。ベッド上の生活は、佐々木さんの心にとっても身体にとっても、マイナスな影響が大きい。佐々木さんのもっている力を奪っていくように感じられた学生Bさんは、佐々木さんに1日でも早く、ベッド上の生活から抜け出してほしいと願っている。

　私は、この学生Bさんの深い洞察に驚かされた。これだけ痛みを訴えている患者さんを目の当たりにして、どうして痛み以外の部分に目がいくのだろうかと、学生とは思えない、熟練看護師にも通ずるアセスメント能力であるように感じられた。

　また、学生Bさんは、佐々木さんの痛みにアプローチできる援助として、清潔ケアを考えている。多くの学生や看護師にとって、清潔ケア＝痛みに対するアプローチとはなりにくいのではないだろうか。

　そこで、私は、なぜ学生Bさんがそのように考えられたのか、その理由を率直に学生Bさんに聞いてみた。以下に、学

生Bさんへのインタビュー内容の一部を示す。少し長い内容になるが、学生Bさんの患者観、看護観が捉えられる語りであるため、そのまま紹介させていただく。

インタビュアー：清潔ケアと痛みって別になる見方もできると思うんだよね。だけどそれは全然ズレないの？

学生Bさん：やっぱり患者さんの生活の場だから。

インタビュアー：それは、生活を豊かにとか、生活を整えていくことが大事だと思ってるの？

学生Bさん：はい。

インタビュアー：それが看護って思ってる？

学生Bさん：はい。今のところは……。

インタビュアー：それはいつから？

学生Bさん：えっ？気づいたら。（中略）最初は注射のイメージで、注射できるのかなーって感じでした。でも、すごい言い方、悪いんですけど、刑務所じゃないじゃないですか？病院って。何か変な考えですけど、何も悪いことしてないのに自由が奪われるなんて良くないじゃないですか？　だから、少しでも心安らかに過ごして欲しいって思います。だって、ずっと外に出れなくて、いつ出られるかわからなくて、不安を抱えながら病院にいるって、相当辛いんじゃないかなって思って。そうしたら、やっぱり病院の中で、少しでも幸せを感じる瞬間とかあってほしいなって思います。そうだ！基礎

看護学実習Ⅰの時に、洗髪を見せてもらって、患者さんがすごい気持ち良さそうにしてるのを見て、その時に、私も毎日お風呂に入って、気持ちいいって感じるけど、すごい幸せまでは感じない。でも患者さんは、その髪を洗うっていう、私にとっては普通のことが、すっごい幸せに感じてて、その時にやっぱり小さい幸せ、私たちにとっては小さい幸せが、病院にいる患者さんにとっては、すごく幸せになるんだなっていうのは感じました。

　学生Bさんは、不自由な入院生活を送る患者さんにとって、少しでも幸せを感じる時間があってほしいと語っている。また、基礎看護学実習Ⅰで、洗髪をされている患者さんがすごく気持ち良さそうにしている姿を見て、入院中の患者さんにとっての清潔ケアの意味を実感したと語っている。この語りから、学生Bさんは、不自由で不安な生活を送る患者さんが、少しでも心安らかに、幸せを感じられる生活を送れるように、生活を整えていくことが看護であると捉えていると考えられる。

　学生Bさんにとって、その看護観は、痛みが強い佐々木さんに対しても変わらないことであっただろう。いや、痛みが強い佐々木さんだからこそ、痛み以外の生活へのアプローチが必要であると考えたのではないだろうか。

　学生Bさんの中には、患者さんにとってどうかとの視点が

中心に貫かれているように感じられた。だからこそ、患者さんの身体だけでなく、生活や心、社会的側面まで捉え、全人的なその人を感じることができるのではないだろうか。

佐々木さんの人間性を取り戻した洗髪

　最初に行った洗髪について、学生Bさんは「この洗髪で一気に気持ちよくなってもらいたいと思って、とにかくゆっくり丁寧にやることを意識しました」と語っている。

　佐々木さんが気持ちいいと感じられる洗髪でなければ、やる意味がないと、患者さんの「気持ちいい」に向かって、真剣勝負で挑んだのだろう。佐々木さんの痛みが少しでも良くなるように、気持ちいいと感じてもらえるようにと願いながら、丁寧に洗髪すると、佐々木さんは「気持ちいい」と発してくれた。

　そして、久しぶりに鏡を見て、自分の顔をみた佐々木さん。痛みに侵されていた日々から解放され、本来の自分を取り戻していった佐々木さんの表情は明るく、人間性を取り戻した瞬間だったのではないだろうか。学生Bさんの洗髪は、痛みへのアプローチにとどまらず、佐々木さんの人間性を取り戻すケアへとなっていたと考えられる。

文献

川田洋一（2013）．新版　生命哲学入門Ⅲ―仏教看護と緩和ケア，第三文明社，東京，pp92.

坂部恵（1983）．「ふれる」ことについてのノート―文化の活性化をめぐって―．「ふれる」ことの哲学，岩波書店，東京，pp3-47.

鈴木正子（1996）．第2章　身体と看護．看護することの哲学　看護臨床の身体関係論．医学書院，東京，pp32-33.

田中美子（2014）．日本文化的なケアリング―看護と祈り―，キャリアと人生観，8（1），pp91-94.

Wiedenbach, E.（1964）／外口玉子，池田明子（1969）．臨床看護の本質　患者援助の技術，現代社，東京，pp26-27.

Watson, J.（2012）／稲岡文昭，稲岡光子，戸村道子（2014）．ワトソン看護論―ヒューマンケアリングの科学　第2版，医学書院，東京，pp64，104.

4 章

生きる力

Power of life

Power of life is the power that has the infinite possibilities inherent in human beings. We, nurses, are expected to find the power within patients and to support in a way that they can exert inherent abilities. Never underestimate the potential of one person in front of you. Encouraging patients to maximize their healing power is the most important role of nurses.

1 人間に本来備わっている生きる力

　わたしたち看護師は、病と闘う人々の生きる力を、最も近くで感じることができる存在である。痛みや苦しみに耐える姿、リハビリに懸命に挑む姿、食べることをあきらめない姿、不安で眠れぬ夜にも負けない姿、いつでも笑顔を絶やさない姿、必ず「ありがとう」と感謝を伝えてくれる姿など、病を抱える人とは思えないような強さに、心を動かされた経験がない看護師はいないだろう。

　また、中には、死の淵から驚異的な回復を遂げる方や、宣告された余命を遥かに越えて生き抜く方、不治の病を克服する方など、医学では説明ができないほど、大きな回復を遂げる方もいる。人間には計り知れない力があることを身をもって示してくださるその姿から、わたしたち医療者は学ばなければならない。医学やこれまでの経験という枠で、人間がもつ力を捉えてはいけないことを、目の前の一人がもつ力を決めつけてはならないことを。

　アメリカのジャーナリストで、心臓病と膠原病を克服した経験をもつCousins,N.（1979／1984）は、「たとえ前途がまったく絶望的と思われる時でも、人間の身心の再生能力を決して過小評価してはならぬ」と述べている。Cousins,N.は、主治医から膠原病の完治は500分の1の確率と言われ、その500人中の1人になろうと決める。そして、医師の協力のもと積極的な治療を行い、難病と言われる膠原病を完治するに至る。

これは、Cousins,N.自身の生きようとする強い意志がもたらした奇跡であるだろう。Cousins,N.（1979／1984）は、この経験から導き出した結論として、次のように述べている。

　　第一に、生への意欲というものはたんに理論的抽象ではなくて、治療的な特徴を持つ生理学的実在だということである。第二に、わたしの主治医が、医師の最大の任務とは患者の生への意欲を最大限まではげまし力づけ、病気に対する心身両面の自然の抵抗力を総動員させることであるという認識をもつ人であったのは、本当に信じられないほどの幸運であった

　Cousins,N.は、生への意欲と、医師の励ましが病に立ち向かう力であったと結論している。このことは、医師だけでなく、看護師にとっても重要な示唆を与えるものであり、Nightingale,F.が示した看護論にも通ずる内容である。
　Nightingale,F.（1860／2011）は、「看護がなすべきこと、それは自然が患者に働きかけるに最も良い状態に患者を置くことである」としている。Nightingale,F.もまた、患者のもつ生命力、自然治癒力こそが、病に立ち向かう最も大きな力であると捉えている。そして、同時に、看護師は、その力が発揮されるように環境を整えることが求められると主張している。

生きる主体、病気を治す主体は患者であり、医療者はあくまでそれをサポートする存在である。しかし、このことを常に意識し、その姿勢を維持して患者とかかわることは非常に難しいことなのではないだろうか。

　加藤（2014）は「患者は弱者であり力を持たない。周りの人間が患者を助けなければならない。そのような考えが、ずっと社会に浸透してきた。その思い込みが患者の力をさらに弱めることになり、医療の重要な社会資源を押しつぶしてきた」と指摘している。

　急速な医学の発展に伴い、現在の治療は、高度な医療技術や専門的な知識が欠かせない。患者にとっては、いくら説明を受けてもわからないこと、あいまいなままの理解でやり過ごすことも多いと考えられる。その場合、患者は、医療者にお任せするしかないとパターナリズムを示したり、医療者の勧めるままに意思決定してしまう可能性がある。

　また、採血したり、注射を打ったり、手術をするなどの検査・治療行為を実際に行うのは医療者である。そのため、患者も医療者も、病気を治す主体は医療者であるとの感覚に陥りやすいと考えられる。患者が単に治療やケアを受ける存在としてみなされるとき、医療者と患者の間には治療（キュア）をする人—治療（キュア）を受ける人との関係性が生じる。このような関係性の中で、患者は病気を治す力を、生命力を湧き立たせることができるのだろうか。

　私たち医療者は、一人ひとりが、治療の主体が患者であることを何度も何度も自身に言い聞かせ、そのような風土をつくっていく努力をしていかなければならない。

　そして、患者が生きようと、病気を治そうとの意欲をもてるようにするために、どのような関わりが必要か、また自身の関わりが患者の生命力を奪うようなやり方になっていないかという点に最も重きを置く必要がある。

　目の前の一人の人がもつ計り知れない力を発揮させることができるかどうかは、周囲にいる私たちがその力を信じ、敬意を払うことができるかどうかにかかっているのではないだろうか。そして、それは人間がもつ生きる力の強さを、誰よりも間近に感じることができる看護師だからこそできることなのである。

看護師Aさんの看護体験
「生命の可能性を教えてくれた患者・清水さん」

　私は、心不全によって呼吸状態が悪化し、入院された70代女性の清水さんを受け持ちました。入院して間もない頃、清水さんは普通にお話することも歩くこともできましたが、徐々に呼吸状態が悪化し、CCUへと移られました。数日後、病棟に戻ってこられましたが、その時は、気管切開をして、人工呼吸器を装着している状態でした。その後も徐々に悪化し、とても厳しい状態にありました。

　そんな中、私が夜勤帯で清水さんを担当することになって、日勤帯の看護師から「今晩から明け方が最期になるかもしれない」との申し送りを受けました。清水さんの部屋にいくと、清水さんは刺激しても反応がなく、血圧も50㎜Hg台まで下がって、人工呼吸器に生かされている状態でした。

　私は、何度も清水さんの部屋に行き、清水さんの手を握って「清水さん大丈夫ですよ。一緒に頑張りましょうね」と清水さんの回復を祈りながら声をかけました。吸引や体位変換、呼吸器管理も必死で行っていくと、清水さんは無事に朝を迎えることができました。

　その夜勤から2日後、どきどきしながら病棟に行くと、清水さんは意識レベルも、意思疎通ができるほど回復して、状態も安定し始めていました。嬉しくて清水さんの部屋に急いでいくと、清水さんはすぐに私の手にしがみつき、不

安や恐怖や嬉しさが混じったような様子で、「あなたを待っていたのよ」と涙を流しながら、大きく口を動かして必死に伝えてくださいました。

　清水さんの劇的な回復がすごく嬉しかったし、本当に清水さんの生命力に感動しました。

　清水さんとの関わりを通して、どんなに厳しい状況でも、どこまでも患者さんの生命力を信じ続ける大切さを実感しました。また、看護師1年目で自信を失っていた私は、清水さんの一言にとても励まされ、自分のことを待ってくださっている患者さんがいるんだと自信をもつことができました。それ以来、患者さんがいるから、私は看護師として働くことができるという確信が自分の柱となりました。

　患者さんが元気に退院していくことが私の喜びであり、亡くなっていく患者さんからは生命の尊さを学ばせていただいています。

　改めて看護のすばらしさを実感して、すべての看護師に感謝と尊敬の気持ちでいっぱいになりました。これからも、大学で学んだ指針を胸に、生命尊厳の看護を体現できるよう自分らしく看護をしていきたいです。

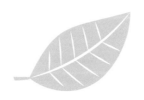

○看護師Aさんの看護体験を読んで―――

清水さんの回復を信じ、あきらめない

看護師Aさんは、夜勤で人工呼吸器を装着し、状態が厳しい清水さんを受け持った。先輩看護師から、朝を迎えられないかもしれないとの申し送りを受け、実際に清水さんのもとへ行くと、意識レベルは低下し、血圧も50台であった。

1年目の看護師にとっては、夜勤で人工呼吸器を装着した患者さんを受け持つだけでも、大きなハードルとなる。ましてや、先輩から朝が迎えられないかもと言われる程の状態にある患者さんでは、自分に対応ができるのだろうかと不安や緊張でいっぱいになってしまうことも少なくない。

しかし、看護師Aさんは、清水さんの手を握り、回復を祈りながら「大丈夫ですよ。一緒に頑張りましょうね」と声をかけている。なぜ看護師Aさんはこのような声かけができたのだろうか。

看護師Aさんは、清水さんの状態を見て、意識レベルや心拍・血圧などモニターに現れる数値、人工呼吸器の設定や呼吸状態だけではなく、清水さんの心に思いを馳せたのではないかと考えられる。自分が清水さんの立場だったら、不安で恐くて、孤独に感じるのではないかと。

だからこそ、清水さんの恐怖や不安を吹き払うように「大丈夫ですよ」と、そして、「一緒に頑張りましょうね」には、

清水さんを絶対に一人にさせたくない、私が傍にいますよとの思いが込められているように感じられる。

　また、看護師Aさんが清水さんとの関わりから「どんな状況でも患者さんの生命力を信じ続ける大切さを実感した」と語っているように、清水さんの生きる力を信じ、回復を心から願っていたからこそ、迷うことなくこのような声かけができたと考えられる。看護師が患者さんの先の状況を予測することは大切なことである。

　しかし、それによって患者さんの命の限界を決めつけてはならない。99％回復の可能性がないと言われるような状況であっても、1％の可能性を信じ抜く看護師がいれば、患者さんは生きる希望を見出すことができるのではないだろうか。看護師Aさんは、清水さんの回復をあきらめなかったのだろう。

あなたを待っていた

　清水さんは、看護師Aさんの励ましに応えるように、劇的に回復された。そして、看護師Aさんに会うなり、手を取り「あなたを待っていたのよ」と必死に伝える姿から、看護師Aさんの声と心は、清水さんに届いていたことが窺える。看護師Aさんの声や温かな手の温もりは、孤独や不安、恐怖を抱える清水さんにとって大きな支えとなり、生きる希望となった

のではないだろうか。看護師Aさんは、清水さんの生きる力を最大限に引き出す看護を実践したのだと考えられる。

看護師Bさんの看護体験
「励ましの看護」

　働きはじめて3か月ぐらい経った頃、50代の女性患者・小林さんを受け持ちました。小林さんは、旅行から帰る途中の駅で、左半身のしびれを訴え、救急搬送されて来ました。脳梗塞との診断で、左上下肢に軽度の麻痺がありましたが、状態は落ち着いていました。入院の翌日に受け持たせていただいたときは、あまりお話できませんでしたが、あまり喋らないタイプで、何を聞いても「大丈夫です」と、おっとりされている印象でした。

　小林さんは、自宅が遠いため、週明けに自宅の近くの病院に転院することが決まり、その前日にも受け持たせていただきました。休日で処置も少なかったので、洗髪をさせていただこうと思い小林さんのもとに行くと、小林さんがベッド上で正座をされていました。思わず「危ないですよ。どうされたんですか？」と聞くと、小林さんは「私、もう歩けなくなっちゃうのかな」と一言。

　私は、「歩きづらいかもしれませんが、歩けなくなったわけではないと思いますよ。これから、髪の毛を洗わせてもらおうと思うんですが、車いすに移動してみませんか？」と伝えて、ゆっくり車いすに移動しました。動作はゆっくりでしたが、スムーズに移動することができました。

　3日ぶりにベッドを離れたので、少し窓際の外が見える

場所に移動し、「スムーズにしっかり車いすに移動できましたね。よかった。少し外でも見ましょうか？　私、ベッドを少しきれいにしてきますね。待っていてください」と伝え、環境整備をしてから小林さんのもとに戻りました。「お待たせしました！洗髪台に行きましょうか！」と小林さんの顔をのぞくと、小林さんの目には涙が浮かんでいました。

とっさに「どうしました？」と声をかけると、小林さんは「このまま歩けなくなって、ずっと入院していないといけないかもしれないと思ったの。なんでこんなときに入院なんか。息子にも迷惑をかけて…」と泣き出してしまいました。

そんな小林さんの姿をみて、私は、はっとしました。まだお若いし、楽しかった旅行の帰りに急に発症して、これからのことが不安に決まっているのに、どうして話を聴かなかったんだろう。他の重症の方と比べると、軽度の麻痺と思うけど、小林さんにとってみたら、全然そんなことないのにと反省しました。

小林さんの隣に座って、小林さんの背中をさすりながら、「お話聞くことしかできませんが、私でよかったら思っていること吐き出してくださいね」と声をかけました。

小林さんは、娘さんが妊娠10ヶ月なのに傍にいることができず、母親として情けないと思っていること、お家は魚屋さんで、息子さんが一人で切り盛りしているのに手伝えず、その上、面会にまで来てもらい申し訳ないと思って

いること、どんどん悪くなっているのではないかと心配になっていたことを打ち明けてくれました。小林さんの麻痺の状態は、悪化することなく経過していたので、「私、2日前にも小林さんを受け持たせていただきましたが、2日前と比べても、握手したとき、ぎゅっと強く握ってもらえて、よかったと思っていたんですよ。少しずつ力も入っているみたいですし、確かに動かしにくいかもしれませんが、悪くなってないですよ。大丈夫。さっきも車いすに移動するとき少し歩けていましたし、リハビリするようになればもっと動けるようになりますよ」と伝えると、「よかった」と少し笑顔になってくれました。

　小林さんが落ち着かれるまで色々とお話を伺い、その後、洗髪をさせていただくと、スッキリとした表情になりました。その日の勤務が終わるとき、小林さんから「（下の名前で）Bちゃん、ありがとう。忘れない」と紙の切れ端に書いたメッセージをいただきました。ガタガタの字だったので、たぶん左手に麻痺があるから、紙を支えるのが難しかったのだと思うんです。でも、その字から一生懸命に書いてくださっている小林さんの姿が浮かんで、私でも患者さんの役に立てたんだと思えて、すごく嬉しかったです。その紙は、私にとって宝物になりました。

　次の日の朝、小林さんは「もう大丈夫。これから頑張るね。元気になったら報告するね」と仰って、車いすで転院されました。その姿を見て、小林さんが前向きに頑張ろうと思えるきっかけになったのかなと思って、生きる力を引

き出す看護は、目の前の一人の苦しみに寄り添い、苦しみを抜くことなんだなと実感させていただきました。

　小林さんとの関わりを通して、改めて患者さんの思いに寄り添える看護師になりたいと強く思いました。働いていると、処置が終わってすぐにナースコールが鳴ったり、モニターのアラームが続いたりして、逆に患者さんの方が気を遣って「もういいよ、大丈夫だよ」と仰ってくださることもありました。

　でも、救急病棟は、患者さんや家族の不安が一番大きい病棟だからこそ、よく患者さんのお話を聴いて、励ます看護が必要になってくるのだと学ばせていただきました。それからは、ちゃんとお話しを聞けるように、検査出しとかちょっとした時間を利用したり、ベッドサイドを離れる時には、必ず「何かありますか」と聞くようにしたり、カーテンを閉める時にも最後まで患者さんの顔を見るようにしています。小林さんに、看護師として大切なことを教えていただき、本当に感謝しています。

小林さんの思いと状況に寄り添う看護のアート

　突然の発症と入院の最中にあった小林さんは、ひとり正座
をして、今後どうなってしまうのか、家族が大変な時にこん
なことになってしまって情けないと、様々な思いを巡らせて
いたと考えられる。はじめ看護師Bさんは、小林さんの正座
している姿を見て、とっさに危ないと感じ、その正座の意味
についてはわからないまま対応している。しかし、看護師
Bさんの対応は、決して小林さんの思いを無視したものでは
なく、小林さんの言葉や様子に一つ一つ丁寧に応じていくも
のであったように感じられる。だからこそ小林さんは、初め
から看護師Bさんの、自身を心配してくれる声かけに、「私、
歩けなくなっちゃうのかな」と自身の思いを表出することが
できた。そして、それに対し看護師Bさんは、「歩きづらい
かもしれませんが」と小林さんの体験を予測した言葉を選び、
小林さんに声をかけている。

　また、洗髪を行おうと思っていたことを、小林さんの不安
に合わせる形にして、「これから、髪の毛を洗わせてもらお
うと思うんですが、車いすに移動してみませんか？」と、洗
髪ではなく、車いすへの移動を提案するように変化させた。
さらに、小林さんに安心してもらえるように、「スムーズに
しっかり移動できましたね。よかった」と声をかけることも
忘れていない。

その後も、看護師Bさんは、さあ洗髪しよう！と意気込んで小林さんのもとへ戻るが、小林さんの涙ぐむ様子に、とっさに小林さんを思いやり、声をかける。そして、小林さんの不安と家族を思いやる言葉にはっとして、小林さんの思いや状況に、より深く寄り添い「私でよかったら、思っていること吐き出してくださいね」と小林さんの思いを聴く看護へと変更する。

吐き出された小林さんの思いを聴いて、小林さんに安心してもらいたいと思った看護師Bさんは、最初の説明より丁寧に、小林さんにわかりやすい言葉を選んで、小林さんの身体の状態を伝えていく。「握手したとき、ぎゅっと強く握ってもらえて」「確かに動かしにくいかもしれませんが、悪くなってないですよ。大丈夫」「リハビリで、もっと動けるようになりますよ」と、専門用語を使わずに、小林さんの体験する言葉に置き換えている。その配慮が小林さんにしっかりと伝わったのだろう。

これらの看護師Bさんの言動には、小林さんへの気遣いや優しさが感じられてならない。Henderson,V.A.（1960／2016）は、"皮膚の内側に入り込む"看護師について、次のように述べている。

患者の"皮膚の内側に入り込む"看護師は、傾聴する耳をもっているにちがいない。言葉によらないコミュニケー

ションを敏感に感じ、また患者が自分の感じていることを
いろいろの方法で表現するのを励ましているにちがいな
い。患者の言葉、沈黙、表情、動作、こうしたものの意味
するところを絶えず分析しているのである。この分析を謙
慮に行い、したがって自然で建設的な看護師—患者関係の
形成を妨げないようにするのはひとつの芸術（art）である。

　看護師Bさんの対応は、その時その場で、瞬時に小林さん
の状況を捉え、小林さんに合わせる形で創造されたアートで
ある。自分に合わせられた看護師の振る舞いは、小林さんの
心に安心と癒しを届けるものであっただろう。

希望を灯す励ましの看護

　看護師Bさんは、小林さんの抱える不安や苦悩を受け止め
た上で、「リハビリするようになればもっと動けるようにな
りますよ」と励ましの言葉をかけている。もっと悪くなって
しまうのではないかと不安にあった小林さんにとって、それ
は大きな希望となっただろう。稲光（2012）は、生きる力を
引き出す看護の要点は「励まし」であるとし、次のように述
べている。

　厳しい告知を受けて、精神的に落ち込んだり、身体的な苦

痛に悩まされている人を、そのトンネルから抜け出せるよう
にするには、励ましが必要です。「励」という字のかたちか
ら「励ましは、万の力」と言われます。心には無限の力があ
りますが、支えてくれる人がいてこそ、その力も引き出され
ると思います。

　看護師Bさんに支えられ、励まされた小林さんは、看護師
Bさんへの感謝を、動かしづらい左手を使って文字に表す。
小林さんは、言葉ではなく、形に残るものとして、看護師B
さんの励ましに応えたいと書きとどめずにはいられなかった
のではないだろうか。転院時の小林さんの「もう大丈夫。こ
れから頑張るね」との言葉からも、前向きさと希望が感じら
れる。看護師Bさんの寄り添いと励ましが小林さんの苦しみ
を取り払い、前向きな小林さんへと変化させたのだろう。

文献

Cousins,N.（1979）／松田銑訳（1984）．500分の1の奇蹟，講談社，東京，
　　pp29-30.

Henderson, V. A.（1960）／湯槇ます，小玉香津子訳（2016）．看護の
　　基本となるもの　再新装版，日本看護協会出版会，東京，pp21.

稲光禮子（2012）．仏教と治癒—看護師の立場から,東洋学術研究,51（2），
　　pp102-109.

加藤眞三（2014）．　患者の力 患者学で見つけた医療の新しい姿，春秋社，
　　東京，ppiv.

Nightingale, F.（1860）／薄井担子，小玉香津子訳（2011）．　看護覚え書，
　　現代社，東京，pp222.

5 章

---- · —— · ✚ · —— · ----

知　　恵
Wisdom

Nurses are expected to deliver personalized care only fits to the condition and situation of the patient through a comprehensive assessment. It is called an art because what care nurse performs may only be applied to the patient just for one-time. It is the wisdom of nurse enables such care. The desire of the nurse to save patients from the darkness of suffering raises infinite wisdom and makes such creative care possible.

1 知恵とは

　知恵とは、広辞苑（1983）によると、「物事の理をさとり、適切に処理する能力」や「科学的知識とも利口さとも異なる、人生の指針となるような、人格と深く結びついている実践的知識」とされている。超高齢社会を迎えた日本では、老人力の1つとしても注目されており、人生の先輩から学ぶ「生活の知恵」や「生き方への指針」は、人々の生活や人生を潤すヒントとなり豊かさをもたらすものであると考える。

　看護においては、暗黙知や臨床知が知恵にあたると考えられる。暗黙知とは、「仕事のコツや熟練の技術、あ・うんの呼吸等の『経験的知恵』と、センス、イメージ、直感等の『感性的知恵』」があり、言語化が難しい「感情的色彩をもつ個人的知識」とされている。

　野中（1990）は、「この個人的な知こそ、自らが経験を能動的に統合していく場合には、明示知を生み、これに意味を与え、これの使用を制御するのである」と述べている。この明示知とは、言語化や形式化が可能な客観的知識のことであり、形式知ともいわれる。

　この形式知（明示知）と暗黙知の関係性は、知識と知恵の関係性と同義であると捉えることができる。すなわち、知恵が新たな知識を生み出し、意味を与え、知識をどのように使っていくかを決めるということである。

　次に、臨床の知とは、「個々の場合や場所を重視して深層の現実に関わり、世界や他者がわれわれに示す隠された意味を相互行為のうちに読みとり、捉える働きをする」とされている（佐藤，2007）。看護師には、患者個々の状況を深く捉え、その状況にフィットするように、個別具体的なケアを生み出していくことが求められる。患者の状況を深く捉えるとは、患者の抱える苦悩がその人の意味として、看護師の身体で知覚されるということである。そして、それによってその患者の状況にピタリと当てはまる個別具体的なケアが生み出される。そのケアとは、個々の状況、その場に応じた一回限りのケアであり、アートともいわれる。この状況の知覚と個別具体的なケアを可能にするのが、臨床知といわれる看護師の知恵である。

仏教における智慧

　仏教においては、仏の真の悟りを真の智慧とし、それは「無量の慈悲と一体」であると説いている。これについて、池田（1996）は「仏は自分自身の生命の実相を知っていますから、衆生一人一人に『心を傾ければ』、その衆生が何を考え、何に苦しんでいるか、また何を教えれば成仏の道を歩めるかなど、衆生を救うための一切が分かるのです。慈悲ゆえに衆生に心を傾け注ぐのです。苦しんでいる衆生を救わずにはおく

ものか、という心です。親が我が子を必死に守るように、衆生を慈しむ心です。そこに無限の智慧がわき起こってくる」と述べている。

　看護もまさにこのような仏の実践であると考えられる。すなわち、看護師は患者に思いを馳せ、心を砕いていくことで、患者の抱える苦悩がわかり、どのように看護をすればその苦悩を取り除くことができるかがわかる。そして、その心を込めた関わりが患者の心を癒していく。

　ここで重要なのは、看護師の何としても患者を苦悩の闇から救いたいとの一心であると考えられる。その慈悲の心から、無限の知恵が湧き、患者の苦悩の知覚とそれに対するケアの創造が可能となっていく。看護師には、患者のことをどこまでも大切に思う心を磨いていくことが何よりも求められるのである。

学生Aさんの看護体験
「患者・中村さんのために、自分のすべてを賭ける」

　左変形性股関節症で人工骨頭置換術をした70代の男性患者・中村さんを、術後10日目から受け持たせていただきました。

　中村さんは、読書が好きで、勉強熱心なとてもしっかりした方でした。同室の患者さんや他の患者さんともよくお話されていて、よく笑う方でした。

　術後の経過は順調で、リハビリをとてもストイックに頑張られていました。術後13日目には、理学療法士さんから杖なしの歩行訓練を提案され、「頑張って練習しようと思う」「なんとしてでも（リハビリの）先生に応えたい」と、とても嬉しそうでした。中村さんの目標は、痛みがなくなって、杖歩行ができることと聞いていたので、杖なしで歩けることは本当に嬉しいだろうと思いました。

　リハビリの帰りに、中村さんに「退院後は何がしたいですか？」と聞いてみました。すると、入院前に通っていた英会話教室に行ったり、家に友人を招いてお話したり、入院中に感じたことを整理して、感謝の気持ちを込めた手紙を病院に送りたいとか、やりたいことがたくさんあって「ぼけっとしている時間はない」と話してくださいました。だから、退院してから、中村さんのやりたいことができるように関わっていきたいと思いました。

中村さんに「何か知りたいこととかありますか？」と聞くと、中村さんは読書が好きで、すごく向上心もある方だったので、知りたいことをたくさん話してくれました。まず自分の股関節がどうなっているかとか、人工骨頭がどのように入っているか、脱臼をどうやって予防したらいいか、自宅のトレーニング器具を使用していいのか、そして転倒についても話されていました。たくさん質問があったので、正直驚きましたが、中村さんのために自分にできることをやらせていただきたいと思いました。

　そこで、脱臼予防と転倒予防を中心に退院指導を計画し、トレーニング器具の使用については、理学療法士さんに中村さんが質問できるようにサポートしようと思いました。そのことを臨床指導者さんに伝えると、「家の構造を知らないと、どこが危険かわからないよ」とアドバイスをいただきました。そのため、在宅の転倒防止について調べて、段差があるところやカーペットが敷いていないか、電気コードが出ていないかなどを中村さんに聞いて、自宅の状況を細かく確認していきました。

　また、中村さんは、今回の入院中に介護保険の申請をされましたが、退院までに間に合わないかもしれないという状況にありました。そこで、退院後1ヶ月間、手すりがない状態でも安全に過ごしてもらえるように、浴室や階段の対策も提案していくことにしました。

　中村さんが知りたいことや臨床指導者さんに指導していただいたことを、しらみつぶしに調べていきました。図書

館の整形外科の本は、一通り目を通しました。中村さんのためにできることを全部やろうと思うと、ほとんど眠れませんでした。しかし、自分がどれだけ眠れなくても、臨床指導者さんにたくさん質問をされても、中村さんの笑顔を見ると元気になれて、中村さんのためにと思うと頑張ることができました。

　パンフレットには、股関節の構造と中村さんが受けた手術について、脱臼の説明と危険な姿勢、一人でできる筋力トレーニング、中村さんのご自宅の間取り図と転倒の予防策を具体的に書いて、全部で4ページほどになりました。

　また、中村さんはお風呂が大好きだったのですが、入院中はシャワー浴しかできなかったので、自宅で入浴ができるといいなと思い、浴槽の入り方についても調べて、それもパンフレットに書きました。

　中村さんにパンフレットを渡すと、全部手書きだったので「私はコピーの方でいいです」と言われて、「いや、これ中村さんのために作ったんです」と言うと、とても喜ばれて、「家宝にするね。何としてでも脱臼を阻止しないとね」と言われました。

　パンフレットの説明をさせてもらうと、中村さんはメモをとったり、質問したり、すごく真剣に聞いてくださいました。脱臼については、「この90℃以上曲げるというのが、いまいちよくわからないんだよね」と言われたので、股関節屈曲90℃以上のサインを伝えると、「あー！なるほど！じゃあ、リビングの椅子は大丈夫だけど、もう1つの椅子

は膝が上になるからダメだねぇ」と納得された様子でした。転倒予防については、転倒しやすい箇所とその対策を具体的に伝えるために、カーペットや電気コードを固定するグッズ、段差解消スロープ、センサーライト、階段のすべり止めテープのカタログを見てもらいながら説明をしました。中村さんは、「あー、こういうのか、やっぱりこういうものがあった方がいいよね」や、「階段のね、すべり止めテープは貼ってあるんですよ。でも剥がれかけですけどね」と、自宅を思い浮かべながら必要な対策を考えてくださいました。

　最後に、浴槽の出入りについて、実際に病棟の浴槽を使って説明することを伝えると、「わーそれはありがたいね！実際にやってくれると助かるよ」と声が大きくなり、最も関心があるようでした。お風呂場に移動して、私が実際にやって見せると、中村さん自ら「やってみる」と言われ、「（浴槽に）入って、先に右を曲げて伸ばす訳だ。上がる時は、ここ（浴槽の縁）をつかんで、上がるわけか、なるほどねぇ」と納得されていました。説明するだけではなく、一緒にやってみることが大事だと思いました。

　実習が終わってしばらくすると、大学に中村さんからのお手紙が届きました。そこには、「大好きなお風呂に入りました」や「今は畑を耕しています」「散歩も好きでやっています」と書いてありました。最後には、「あなたからの真心込もるパンフレットは大事にします」「期待に必ず応えていきたい」と書かれており、すごく嬉しかったです。

　この実習は、もう本当に患者さんのために、自分のすべてを賭けてやろうと思っていたので、寝ても覚めても1日中、中村さんのことを考えていました。中村さんからの手紙を読んで、自分の思いは伝わるのだと実感し、一生懸命にやっていくことで、患者さんはこんなにも喜んでくださるのだと感動しました。

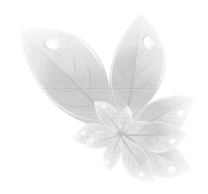

○学生Aさんの看護体験を読んで——

患者さんが中心にあることで見えてくる
看護の方向性

　学生Aさんの看護体験を聞いて、非常に驚かされた。学生Aさんが中村さんを受け持った期間は、学内日と週末の連休を含め11日間であった。この短期間で図書館にある整形外科の参考書すべてに目を通し、最終的に4ページにもわたるパンフレットを作成した学生Aさん。そこに至る過程の中でも、学生Aさんには迷いが感じられなかった。学生Aさんの思考と判断、実践行為について振り返っていきたい。

　まず、学生Aさんは、中村さんから多くの知りたいことを聞いて、その多さに驚きながらも、すぐに脱臼予防と転倒予防の退院指導をしようと、ポイントを絞ることができている。また、退院までに中村さんの介護保険の適用が間に合わず、手すりがない状態で1か月過ごさなければならないと知った際にも、浴室や階段で転倒する危険性が高いと即座に判断している。しかも、それに対して、ただ危険性を伝えるだけではなく、その対策を具体的に提案する必要があることにまで考えが及んでいる。

　そして、股関節の構造と機能、手術と術後の状態、脱臼のリスクと禁忌肢位、筋力トレーニングの方法、在宅での転倒予防、浴槽の入り方と、中村さんが知りたい以上のことまで調べ上げ、パンフレットにまとめていった。3年生といえども、

学生がこれだけ膨大な量の知識を扱うことは容易なことではない。看護師であっても、この短期間で行うとなると相当な努力を必要とするだろう。ましてや学生では、参考書を何冊か読む中で、何が大切か、何を調べればいいかさえわからなくなったり、様々なことに手をつけた結果、浅い理解にとどまってしまうことも多いと思われる。

　学生Aさんは、なぜ即座に情報を判断することができたり、短期間でこれだけの膨大な量の知識を扱うことができたのだろうか。それは、学生Aさんが最後に語った「もう本当に患者さんのために、自分のすべてを賭けてやろうと思っていた」という言葉にヒントがあるように感じられる。すなわち、「患者さんのために」に尽きるということである。

　学生Aさんは、何のために学ぶのか、何のために看護をするのかが明確であった。これは当然のことのようであるが、人間は現実の中で、しばしばこの当たり前のことを見失ってしまうことがある。ましてや看護という複雑な実践を学ぶ学生にとっては、病態や治療を調べること、実習記録を書くこと、ケアを行うことが目的となってしまうことも多い。池田（1995）は「『何のために』学んでいるのか『何のため』の知識か。この『何のため』という根本の座標を忘れてはならない」と述べている。看護は患者さんのためにある。

　学生Aさんの中心には患者・中村さんがいた。そんな学生Aさんにとって、中村さんの知りたいことや介護保険適用の

有無は、単なる情報ではなかっただろう。それは、1つ1つが中村さんの希望を叶えるための重要な意味ある事柄であった。そして、参考書の内容も膨大な知識の塊ではなく、中村さんの身体のこと、中村さんにとって安全な生活や環境、中村さんに起こりうる危険性を教えてくれる知識の宝庫と映ったのではないだろうか。中村さんを中心に据えてそれらに触れる時、おのずとその情報や知識は整理され、中村さんに必要な関わりが見えてくるのだと考えられる。

学生Aさんは、「全然眠れなかった」とも語っている。具体的に聞くと、1日3時間程度、最も短い日は30分しか眠れていないこともあったという。その言葉に、学生Aさんが「自分のすべてを賭けた」という意味を実感させられた。

中村さんの家宝になったパンフレット

学生Aさんからパンフレットを受け取った中村さんは、「私はコピーの方でいいです」と言われた。手書きのパンフレットを見て、学生Aさんが一生懸命に作ったことを感じ取ったのだろう。それは、中村さんがそのパンフレットを価値あるものとして認めてくださった証拠である。そして、「中村さんのために作ったんです」との言葉に、中村さんは学生Aさんの真心を感じ、「家宝にします」とその喜びを表現してくれた。

　さらに、パンフレットの価値は、中村さんの退院後の生活の中でも色あせることはなく、段差を越える時、椅子に座る時、お風呂に入る時と、さらにその重みが感じられたのではないだろうか。それは、中村さんの安全を守り、生活を守り、健康を守る、力強い支えとなっていった。

　退院後に贈ってくださった中村さんの手紙には、そんな思いが込められているように感じられる。だからこそ、中村さんは「期待に必ず応えていきたい」と、絶対に脱臼や転倒は起こさないとの決意を伝えてくれたのだろう。

学生Bさんの看護体験
「患者・吉田さんの苦痛に寄り添った周手術期の看護」

　私は、60代後半の直腸癌の患者・吉田さんを受け持ちました。吉田さんは、直腸癌の他にも、咳嗽と痰がらみがあり、気管支肺炎と肺気腫の診断がされ、直腸癌の手術の3週間前から入院されていました。吉田さんは、若い頃から喫煙されていたので、ブルクマン指数が980と高く、術後の呼吸器合併症リスクがとても高い状態でした。

　私は手術の1週間前から受け持たせていただきました。手術3週間前からの入院について、吉田さんは自宅にいると喫煙してしまうので、早めに入院できたことを前向きに捉えられていました。

　そのように思えることは吉田さんの大きな強みだと思い、その思いをしっかり受け止めて、手術が成功し、術後合併症を起こすことなく無事に退院できるように関わっていこうと思いました。

　受け持ち2日目から、口すぼめ呼吸による腹式呼吸訓練を行っていきました。吉田さんはとても真面目な方で、訓練方法を伝えた翌日には、「疲れるまでやったよ。疲れるぐらいまでやるのが効いているんだろうね」と言われ、一生懸命に練習されていました。

　しかし、吉田さんの場合、長年の喫煙による肺気腫があったので、元々呼吸筋に負担がかかっている可能性がありま

した。そのため、呼吸訓練をやり過ぎてしまうと、呼吸筋疲労で無気肺を起こすリスクが高まるので、「辛すぎない程度でいいんですよ」と伝えました。

　文献で調べると、標準的な腹式呼吸訓練では5〜10回を3セット行うことと示されていましたが、吉田さんの場合は、過度にならないように、1日に腹式呼吸5回を2セットで行うことを目標にしました。

　最初はベッド上に臥床している状態で行いましたが、少し苦しそうにされていたので、座位にしたり、歩行しながらなど色々工夫して、吉田さんにとってやりやすい方法でやるようにしました。

　また、術後の痛みについても吉田さんに説明し、一人になった時にも対処できるように、創部に手を置いてもらいながら腹式呼吸や痰の出し方も説明し、一緒に練習を行いました。さらに、呼吸や創傷治癒、腸蠕動を亢進させるためにも、術後の早期離床が大切なので、吉田さんと話し合い、呼吸器以外の術後合併症や離床の必要性を伝えました。

　そのような中で、吉田さんから「足が冷たくて、眠れない」との訴えがあり、足に触れると、とても冷たくて驚きました。手術前の吉田さんにとって、しっかり睡眠をとることは重要で、体力にも影響するので、夜に眠れるようにとの思いを込めて、足浴とマッサージを行いました。そうすると、次の日に「よく眠れるようになったよ」「足洗うのってあんなに気持ちいいんだね。またやって」と言われたので、〔ケアってすごいな、こんなに変わるんだな〕と感動

しました。

　受け持ち5日目に、吉田さんは、直腸癌の低位前方切除術を受けられました。そして、術後1日目から、膀胱留置カテーテルを抜去して、離床を行うことができました。腹式呼吸をしながら歩行すると、急に「息ができない」と言われましたが、「大丈夫ですよ。練習したように痰を出しましょう」と声をかけると、しっかりと痰を出すことができました。

　その後も、口すぼめ呼吸を意識しながら病棟を1周して、病室に戻ると、黄色い痰が喀出されました。

　術後2日目は、痛みがかなり強く、「痛い痛い痛い」と言われたので、「練習した通り、お腹を押さえて呼吸すると、少しは楽になりますよ」と言うと、その通りやってくださいました。その後、午後になると、吉田さんが「歩きたい。痛くても我慢してやる」と言われたので、離床に合わせて鎮痛薬を投与し、お腹を押さえながら一緒に歩きました。

　術後3〜5日目は3連休で、私はいなかったのですが、連休明けに吉田さんの元へ行くと、その休み中に、痰がつまって苦しくなったことがあったようで、「（痰を出す）やり方を教わっていたから、自分で痰を出せたよ」「もしあのやり方を教わってなかったら、飲み込んで肺炎になっていたかもね」と言われたので、呼吸訓練をやっていて本当に良かったと思いました。

　吉田さんは、術後も「眠れない」と言われていました。足は冷え、創部痛もあり、排便が4日間なく、排ガスも少

なかったので、腹部も苦しい、管などで思うように動くこともできない。夜、眠ることができれば少しは楽だと思いますが、眠ることもできないなんて、まるで地獄のように感じられるのではないかと思いました。そこで、また足浴を行うことで、眠れるのではないかと思い、足浴を計画しました。その時の吉田さんは、しばらくお風呂に入れず、湯船につかれていない状況でした。また、お腹の動きも良くなかったので、足浴を行うなら、同時に全身も温められたらいいなと思いました。

　その時、ちょうど同じグループの学生から「温タオルを使って、患者さんの身体を温めたよ」という話を聞いたので、〔それだ！〕と思い、足浴を行いながら、頸部と鼠頸部に温タオルを当てて温めました。すると、次の日に吉田さんが「昨日はぐっすり眠れたよ」と言われたので、良かったと思いました。

　その後も何回か足浴を行わせてもらうと、どんどん睡眠時間が長くなっていったので、本当にやって良かったです。

　吉田さんとの関わりを通して、患者さんの苦痛をしっかり聞いて、そこにアプローチしていくと、患者さんにとって良い方向に向かっていくことが分かりました。そのためには、患者さんのもとに行って、ただの世間話だけではなく、患者さんに触れたり、苦痛に気づくということが大事だなと感じました。

　術後は、良い結果になることもありますが、合併症が生じる可能性もあるので、両方の可能性を考えていかないと、

いい看護はできないということを学びました。

　そして、目の前のことに目を向けることも大事ですが、それだけでは看護は難しいと感じました。自分が勉強することで、患者さんの生きる力を引出す看護が実現できるのだと実感したので、しっかり勉強して、これからの実習も頑張ろうと決意することができました。

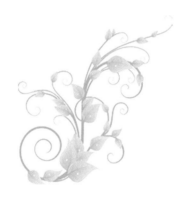

○学生Bさんの看護体験を読んで─────

吉田さんの願いから導かれた看護

　学生Bさんは、吉田さんが手術3週間前からの入院を前向きに捉えていることを知り、吉田さんの強みとして捉えた。そして、「その思いをしっかり受け止めて、手術が成功し、術後合併症を起こすことなく無事に退院できるように関わっていこうと思いました」と語っている。

　これは、学生Bさんが、吉田さんの前向きな姿勢を強みとしてだけでなく、そこに秘められた思いまでも感じ取っているということである。長年の喫煙習慣がある吉田さんにとって、直腸癌の手術は、単に手術が成功すれば終わりではない。呼吸器合併症を起こさず、元の生活に少しでも早く戻れるようになることが大きな目標となる。直腸癌と告知されただけでも吉田さんにとっては人生の一大事であっただろう。自身の病気と向き合い、治療の決断をする中で、術式や手術に伴うリスクを知り、何もかも全てがいい方向に向かうようにと願わずにはいられない心境だったと考えられる。

　学生Bさんは、吉田さんの置かれている状況、その思いをしっかりと受け止める必要があると感じ取り、吉田さんの願いをそのまま自分の願いとしている。

　目標が定まった学生Bさんは、そのために必要なことを学習し、必要な関わりを考えていく。吉田さんの肺はどうなっ

ているのか、術後はどうなるのか、そのために術前に呼吸訓
練を行うとどんな効果が期待できるのか、徹底的に調べ上げ、
吉田さんにとってベストな呼吸訓練方法を考え、提案してい
る。

　また、術後の疼痛に対しては、「（吉田さんが）一人になっ
た時にも対処できるように、創部に手を置いてもらいながら
腹式呼吸や痰の出し方も説明し、一緒に練習を行いました」
と語っている。吉田さんが一人で苦痛に立ち向かわなければ
いけない、最も辛い状況の中でも、吉田さんが痛みに負けな
いようにと、事前にできる準備を最大限に行っていく。

　さらに、吉田さんの「足が冷たくて、眠れない」との訴え
を聴いた学生Bさんは、その時の吉田さんにとっての眠れな
い意味をしっかりと捉えた上で足浴とマッサージを行ってい
る。手術を目前に控えている吉田さんにとって、眠れないこ
とは、手術中や術後の体力に関わる大きな課題である。それ
を踏まえ、学生Bさんは、吉田さんが万全の状態で手術に立
ち向かえるように、絶対に合併症を起こさないように、しっ
かり眠れるようにとの思いを込めて足浴を行っていったので
はないだろうか。

　これらのことは、どれもこれも術前看護として当たり前の
ことである。しかし、学生にとっては、これらのことを当た
り前のように行うことは、至難の業であるだろう。学内で事
前学習等は行うものの、実際に手術前後の患者さんの変化を

把握することは難しく、観察で精一杯になってしまうことも多いと考えられる。それにもかかわらず、学生Bさんは迷いなく、当たり前のように次々と必要な援助を行っているように感じられる。これは、学生Bさんが、これまで学んできた知識、調べた内容を、即座に吉田さんに必要な看護を創造するために使うことができたということであるだろう。

　池田（2006）は、「人間にとって、知識は絶対に必要なものです。『知は力なり』と言われるように、価値を創造するための重要な“武器”でもある。しかし、智慧こそが、幸福と、力と、勝利の源泉なのです。知識は、智慧の“泉”を汲み出すポンプといってよい」と述べている。

　また、江崎（2013）は、知恵を創りだすためには、「知識をもつこと」「意思をもつこと」が必要であるとしている。学生Bさんの意思は、吉田さんの願いを叶えること、つまり手術が成功し、術後合併症を起こすことなく無事に退院できるように関わることである。吉田さんと願いを共にした学生Bさんにとって、吉田さんへの術前看護は、相手を思う心によって導かれていったと考えられる。

全身を温めるケア

　学生Bさんは、術後の足浴時に、吉田さんの置かれている状況から、「全身を温められたらいいなと思った」と語って

いる。術後の痛み、足の冷え、お腹の張り、ドレーン等により思うように動けない、湯船につかれていない吉田さんの状況を地獄のような苦しみなのではないかと感じ取り、その苦しみを少しでも軽減できないかと考え、全身を温めるケアを思いつく。これは、相手を思う一心が、ケアを創造していったと考えられる。つまり、学生Bさんが吉田さんの苦しみを自分のことのように感じ、どうにかその苦しみを取り除きたいとの強い思いが、これまでの知識を実践知へと昇華させていったということである。

　術後の看護は、侵襲によって生じる身体の変化を十分に理解した上で、患者の状態を観察し、身体に起こっている変化を読み取り、異常の早期発見や合併症予防に努めていくことが求められる。そのため、バイタルサイン、創傷、ドレーン等の観察や点滴交換など医学的処置に重点を置かれることが多い。しかし、看護師はその中にあっても患者の生活を整えていく関わりが重要なのではないだろうか。Benner,P.（2011／2012）は、以下のように述べている。

　看護師は、患者の状態が不安定だと、このような日常業務である身体的ケアを取るに足らないこととして省略してしまう。筆者らはこのような「日常業務としての身体的ケア」が患者にとって瑣末なものとは思わない。それは、不安定な身体状態のなかで、重症の患者を元気にさせ、少し

でも快適になるように支援する看護師―患者関係の中核となる重要な行為であるからである。しかし、社会的・個人的な生活を営む人の身体的ケアは、危機介入のおまけとして添えられ、軽視されている。意識不明の患者や鎮静薬を与えられている患者、不安定な患者に対するケアの最中に、身体的ケアの実践を続けることは、看護師が積み重ね継承してきたことの賜物である。

　学生Bさんの全身を温めるケアは、吉田さんを術後の患者としてだけではなく、社会的・個人的な生活を営む一人の人として捉え、その生活を護るケアであったと考えられる。しかし、そのケアは社会的、心理的ケアに留まるものではなく、身体の回復にも大きく寄与するケアである。術後患者の身体は、侵襲により交換神経優位の状態が続く。

　これは身体が回復に向かう変化ではあるものの、その状態が続くと、十分な休息が取れず、身体は疲れ切ってしまう。そのため、患者が十分に休息をとれるように、副交感神経を優位にする介入が必要である。それは、看護師独自の介入であり、看護師以外の専門職が介入することは難しい。学生Bさんの全身を温めるケアは、吉田さんにとって幾重にも意味をもつ、全人的な癒しをもたらすケアであったと考えられる。

文献

Benner, P.（2011）／井上智子（2012）．ベナー看護ケアの臨床知―行動しつつ考えること，医学書院，東京，pp366.

江崎通彦（2013）．「問題解決」と「課題実現」のための知識から知恵を創りだす方法，にじゅういち出版，東京，pp40.

池田大作（1995）．創立者の語らい1，創価大学学生自治会，東京，pp17.

池田大作（1996）．法華経の智慧　第2巻―21世紀の宗教を語る，聖教新聞社，東京，pp100-101

池田大作（2006）．創立者の語らい15，創価大学学生自治会，東京，pp41-42.

中村雄二郎(1979)．共通感覚論　知の組みかえのために,岩波書店,東京,

新村出編（1983）．広辞苑　第三版，岩波書店，東京，pp1536.

野中郁次郎（1990）．知識創造の経営，日本経済新聞社，東京，pp54.

佐藤紀子（2007）．看護師の臨床の『知』―看護職生涯発達学の視点から，医学書院，東京，pp221.

6 章

共に勝利

Triumphant together

Nursing arises based on a good patient-nurse interpersonal relationship respectful towards others as human beings. They inspire each other as they walk together for their self-actualization. Patients not only recover from the illness but also mean the experience of the illness and to lead a richer life. The nurse also plays a role as a nurse, learns from the patient's life, and realize a fulfillment life. It can be said that winning life is when the patient and the nurse together open a richer life.

1 共に勝利とは

本学部の指針の一つに、「共に勝利の人生を開く　智慧と慈悲の看護」とあるが、「共に勝利の人生を開く」とはどういうことなのだろうか。この「共に」とは、患者（その家族）と看護師のことと捉えられる。

患者の苦悩

患者が「勝利の人生を開く」ために、どのようなことに苦悩しているか、改めて考えてみたい。

病気になると、これまで経験したことがない疼痛や、起き上がることも辛い倦怠感などその病気特有の様々な身体的苦痛がある。その苦痛があることで、食事が喉を通らない、睡眠がとれず臥床しても休まらない、思うように動けず、排泄も自分の力だけでは行えない。身体的苦痛に対して行われる投薬や処置にも、さらに苦痛が伴う。医療者から説明を受けていても、「こんなに苦しいのなら、この治療で命を落とすのでは？」と思ってしまうほど、辛く耐え難いこともあるだろう。患者は、病気になるといくつもの苦痛を抱えている。さらに基本的な生活もままならなければ、その苦痛は片時も忘れることができず、つきまとってくる。

病気による激しい症状があることで、この苦痛が永遠に続

くように感じたり、本当に良くなるのだろうかと、不安を掻き立てられる。自分ではどうしようもなく苛立ったり、病に立ち向かうための生きる力も消耗する。

　また、仕事や家庭の中での役割を、病気になったり入院することで果たせなくなり、申し訳なさや自責の念に苛まれる。心身ともに苦痛を抱えている中で、入院中は、同じ部屋の患者や医療スタッフにも気を遣わなければならず、心細くなったり孤独に感じることもあるだろう。

　また、家族や周囲の人からサポートを得られる患者ばかりではなく、病気になった時にこそ頼りたい家族はすでに他界していたり、自立していない子どものことが、心配で心配でたまらない患者もいる。病気になることで、普段から抱えていた悩みはさらに深刻になる。

　私たちは、心身一体であり、身体的苦痛と同時に精神的苦痛も抱える。また、仕事や家庭など、これまでに築いてきたさまざまな功績や人間関係があるからこそ社会的苦痛も抱えることになる。

　「こんなに頑張ってきた自分がどうして病気にならないといけないのか」「なぜ、今なのか」と、今この時に病気になった意味について思い悩んだり、「余命はあとどれくらいで、自分は何のために生きているのか」「死んだら、どうなるのか」といった人生の根本的な悩みも出てくる。自分自身の人生についての深い問いであり、すぐに答えを出すことは難し

いし、納得のいく答えを出すことが出来る保証があるわけではない。

病気になると、様々な苦痛が一気に押し寄せ、何から悩み考えていいか分からなくなることもあるだろう。「病気」と一言で言っても、患者はどれほどの苦悩を抱いているのか、何に苦しんでいるのか、どれだけ心が揺さぶられているのか、傍から見ているだけでは分からない。

患者にとっての「勝利の人生を開く」

病を抱える患者が「勝利の人生を開く」ことを、私たち看護師はどのように捉えているのだろうか。

治療やケアにより疼痛や症状が緩和すること、手術が成功し病を克服すること、元気な姿で社会生活に復帰することは、患者にとって勝利と言える。

その一方で、治癒する見通しが立たず、生涯病気と付き合っていかなければならない患者が多いことも現実である。完治の見込めない患者にとっての勝利とは何だろうか。

糖尿病などの生活習慣病になったことで食事や運動など生活習慣をセルフマネジメントしながら、より健康に配慮した生活を送る人がいる。

また、麻痺などで日常生活を送るために援助を必要としながらも、社会復帰を果たす人もいれば、新しい自己実現の方

法を見出しつつ、病気とともに前向きに生きる人もいる。どの人も勝利の人生を開いていると言える。

　Travelbee, J.（1971／1974）は、「意味のある肯定的反応によって、個人は自分の病気とか苦難を、幸福をみちびきだすすじみちとして認めることができ、自分の病気をこの方法で認めることによって、深い静穏ともいえる諦観を体験する」と述べている。

　実際、病気になったおかげで、より健康になれた、苦労している分だけ人の気持ちが分かるようになった、周囲の人に感謝できるようになったと病気になった意味を見出し、価値を転換することができる人がいる。

　筆舌に尽くしがたい苦痛や困難に気持ちが負けてしまいそうになることもあるだろうが、このように前向きに捉えていくことができる人間としての強さに尊敬の念が湧いてくる。

　患者の「勝利」とは、その人らしく、人生を豊かにすることではないだろうか。その意味で、生き方や人生も含めて「勝利の人生」を開いていくことと言える。

看護師にとっての「勝利の人生を開く」

　患者が勝利の人生を開くことは、看護師にとっても“勝利”と言えるのではないだろうか。患者を苦しめていた疼痛や症状が緩和されたり、治療が奏功し社会復帰をする姿は、看護

師としての喜びを感じる。

　しかし、私たち看護師は、患者が勝利の人生を開いていることに気づいていないこともあるのではないだろうか。患者が開く「勝利の人生」は、決まった形式があるわけではなく、患者の数だけ勝利の人生があると言える。

　だからこそ、目の前の患者が何にどう苦しんでいるのか、どんな人生を歩み、これからどのような生活をしていきたいのかといったことが分からなければ、患者にとっての勝利の人生も分からないのではないだろうか。

　医療現場では、患者と看護師の関係が、援助される人—する人との関係にどうしても陥りやすい。「看護師」という立場から、患者を見ているだけでは、患者の本当の苦しみにも勝利にも気づけない。

　しかし、忙しい臨床の現場では、他の受け持ち患者やチームのスタッフへの配慮から、1人の患者のベッドサイドに長くいることが、できない場合もある。また、私自身が新人として働いていた時には、患者の苦しみや思いを受け止めきれる自信が持てずに、患者の心に踏み込む勇気が出なかったこともあった。

　患者に同苦できること自体、看護師自身が人として成長していると言えるだろう。池田（2007）は、「人間は、老者や病者、死者を嫌悪するが、（中略）自分も老い、病み、死ぬことを自覚する時、眼前の老者も病者も、自分自身であることに気

づく。そこから同苦の心が生まれる」と述べている。自分が
目の前の患者の立場だったら、どうだろうかと考えられるよ
うになることから、患者に寄り添い、人間対人間の看護がで
きるようになるだろう。

　それは、1人の人としての人格の深まりが看護に生かされ
るということであり、看護師の勝利の人生とも言える。

　川田（2013）は、「慈悲の医療の現場は、患者、看護師、医師、
医療スタッフそれぞれの自己実現を促す働きをなし、三苦を
克服し、真実の絶対的幸福境涯を創り上げていく機会を提供
している」と述べている。

　患者が勝利の人生を開いていく時、患者からその生き方を
学ばせていただくことで、看護師自身も一人の人として人生
をより豊かにしていくことができる。そこに看護師の勝利の
人生があり、それは患者の勝利の人生を開くことと一体であ
る。だからこそ、患者と看護師は「共に勝利の人生を開く」
ことができると考える。このような看護の仕事に巡り合えた
ことに、心から感謝している。

三苦とは
　仏教では、人間の苦しみの種類を「苦苦」「壊苦」「行苦」という三苦
に分けている。
　苦苦：①生理的・本能的欲求がかなえられない苦しみ②身体的な痛み
がもたらす苦しみのこと。
　壊苦：社会的・心理的な悩みのこと。
　行苦：実存的な苦しみ。自身で克服しなければならない苦しみであり、
死の苦しみにおいては、自己自身の存続、あり方をめぐる不安、恐れと
して顕在化してくる。

看護師Aさんの看護体験
「寄り添うことでお互いの感謝の心を引き出す」

　看護師になって1年目は、とにかく仕事に慣れることに必死でした。仕事が終わると、1日が無事に終わってホッとする気持ちと疲労感でぐったりして、何もできずに寝てしまう日が続きました。そして、少し慣れてきたころに、自分の目指している看護師とはこれで良かったのかなと思う時がありました。その時に「バイタルは数値だけじゃなくて、『本当にあなたのことが知りたいです』と患者さんのもとに行くのが大切だよ」と看護師の先輩に教えてもらったことを思い出しました。

　自分が患者さんの立場だったら、忙しくても、「あなたのことを気にかけてます」と寄り添ってもらった方が、本音を話せるのではないかと思いました。そして、寄り添える看護師になりたいと思い、患者さんが萎縮しないように声かけしたり、話しやすいような雰囲気を作ることを心がけました。また、数値だけを伝えるのではなく、その日に始まった治療や回復していることを患者さんに伝え、希望をもっていただけるような関わりを心がけました。

　1年目が終わる頃、喘息が悪化した松本さんが入院されてきました。松本さんは明るく気丈な感じの女性でした。本当に自立した方だったので、病棟の一番奥の大部屋にいました。

　数日経って、呼吸苦が少し落ち着いた頃、夜勤で受け持たせていただきました。バイタルチェックや状態観察の時に、松本さんは、娘さんの出産の手伝いのために遠方から上京してきたところで、入院してしまったことをお聞きしました。「まさか自分が入院するなんて。何で、急に、こんな時になったんだろう」と。「娘の出産の手伝いでせっかく来たのに、入院の手続きなどで逆に娘に負担をかけてしまって、申し訳ない気持ちでいっぱいなの。私がもっとしっかりして、手伝う立場だったのに」と話してくださいました。

　私は、適切なアドバイスはできませんでしたが、できるだけ傾聴しました。松本さんは気丈に振る舞われていたので、こんな思いを抱えていることを知りませんでした。「確かに自分が手伝うつもりでいたのにこういう状況になって、やっぱり責任感が強ければ強いほど、すごく辛いことですよね」「治療して早く良くなるといいですね」と声をかけました。松本さんがそういう話をしてくださったことも、寄り添わせていただけることも嬉しく思いました。

　松本さんも「ありがとね。聞いてくれて」と言ってくださいました。

　そのすぐ後に、私のフォローについている先輩と廊下で話していると、松本さんが廊下に出てこられました。「話しかけていい？」とおっしゃるので、私、何か忘れてたかなと思ったんです。松本さんが「私、感動したの。こんなに親身になって話を聞いてくれる姿に本当に感動したの。

あなた1年目なのよね？本当にありがとね」と。松本さんがわざわざ廊下に出てそうおっしゃるので、すごくビックリしました。

その後、松本さんは順調に回復されて退院が決まりました。「きちんと良くなって、退院決まりましたね」というお話をした時に、松本さんは笑顔でとても安心されていました。

松本さんが退院後、病院の投書に私のことを書いてくださったとお聞きしました。それは、「新人のAさんの穏やかで、丁寧な心配りに感動しました。患者さんに寄り添えて本当に立派ですね」という内容が書かれていました。

患者さんに寄り添える看護師になりたいと意識していたので、松本さんがご自身の思いを話してくださることや、寄り添わせていただけることがすごくありがたいなと思っていましたが、投書までしていただいたことに驚きました。看護師1年目は未熟なことも多いんですけど、できることもあるし、逆にそれは忘れてはいけないことなんだとすごく思いました。

寄り添う姿勢で、常に希望を引き出していけるような看護師を目指していきたいと思います。

その後2年目に入り、私の看護実践を、ありがたくも病院から表彰していただきました。

○看護師Aさんの看護体験を読んで―――

琴線に触れる看護

　新人の看護師Aさんは、喘息の症状が落ち着いてきた松本さんを夜勤で受け持った。日勤よりも受け持ち患者数が増える夜勤では、一人の患者に接することができる時間も限られることが多い。しかし、看護師Aさんは松本さんの思いに精一杯耳を傾けた。その上で看護師Aさんは、「責任感が強ければ強いほど、辛いことですよね」と声をかけている。

　これは、看護師Aさんが松本さんのおかれている状況や思いを感じ取り、松本さんの人柄も捉えた上での言葉がけだったと考えられる。松本さんにとっては、負担をかけてしまった家族には言いづらいことを聞いてもらうことができ、心が軽くなったのだろう。松本さんは、話しを聞いてもらえたことに、その時にも「ありがとう」と看護師Aさんに伝えている。

　しかし、若い、新人の看護師であるAさんが、親身に話しを聞き、寄り添ってくれたことが嬉しく、そのことで自身の心も明るくなったことを改めて実感すると、それが感動として松本さんの中に溢れてきたのではないだろうか。だからこそ、改めて廊下に出て看護師Aさんにその感動と、感謝を伝えずにはいられなかったのだろう。そして、それだけでは伝えきれず、看護師Aさんの関わりに感動したことを病院に投書している。看護師Aさんがかけた言葉は松本さんにとって、

寄り添ってもらった安心感だけでなく、Aさんの琴線に触れるものだったと言える。

看護師Aさんの成長

　看護師Aさんは、看護師1年目で毎日必死の思いで働いていた。看護師の仕事は辛いこともあるけど、「これが臨床の現実なのかな」「このままで良いのかな」と頭をよぎることがあったのではないだろうか。

　少し仕事に慣れてきたころに、自分が目指す看護はこれで良かったのかと立ち止まる機会があった。その時、以前、先輩から「『本当にあなたのことを知りたいです』と患者さんのもとに行くのが大切」と教えてもらったことを思い出す。そして、自分も患者さんに寄り添える看護師になりたいと決意を新たにし、患者さんが本音や不安を話しやすい関わりを心掛けていた。

　そのような中で、松本さんとの出会いがあった。松本さんの抱えていた状況や思いを聴いて、看護師Aさんは驚く。気丈に振る舞われていた松本さんがこんな思いを抱えていたなんて。やっぱりきちんと患者さんから話を聴くこと、患者さんが抱えている辛さを話せるようにすることが何より大事なんだ。松本さんが廊下まで出て感謝してくれたこと、投書してくれたことから、その意味をより深く実感した。そして、

そういう看護をさせていただけたことを嬉しく思うと同時に、松本さんへの感謝の思いが溢れた。

　1年目の最後に、松本さんから寄り添う姿勢こそが看護であることを教えて頂いた。それは、これからも絶対に忘れてはいけない。松本さんへの感謝は尽きない。

　看護師Aさんのこのような成長は、Aさん自身が感じるだけでなく、周囲にも伝わるほどの変化だったのだろう。

　池田（2015b）は、「人の『生きる力』を引き出した分だけ、自分の『生きる力』も増していく。人の生命を拡大してあげた分だけ、自分の生命も拡大する。これが菩薩道の妙です。『利他』と『自利』の一致です。利他だけを言うと、傲慢になる。人を救ってあげているという偽善になる。自分のためにもなっていることを自覚して初めて『修行させてもらっている』という謙虚さが出る。自他不二です」と述べている。松本さんと看護師Aさんは、互いに感謝の心を引き出し合い、生涯忘れることができない、出会いとなったであろう。

学生Bさんの看護体験
「あきらめずに希望をもって看護すること」

　1年前に脳梗塞を発症し、右半身麻痺と構音障害、嚥下障害のある90代の女性、斉藤さんを受け持たせていただきました。斉藤さんは、いつも感謝の言葉を伝えてくださる気遣いの方で、スタッフやご家族からも慕われていました。

　最初の挨拶をした時に、斉藤さんは構音障害のためか、小さい声でゆっくりと話され、難聴もあったので、どのようにコミュニケーションをとったらいいのだろうと難しさを感じました。しかし、私は、とにかく斉藤さんの必要としていることを叶えたいとの思いがあったので、「できることがあったらお手伝いさせていただくので、何かあったらいつでも言ってください」と伝えました。

　そして、お話している中で、「何か困っていることはないですか」と聞くと、自分がこんな状態になってしまったので、家族にも、スタッフの方にも申し訳ないと思っていると話してくださいました。家族やスタッフに対してもすごく気を使われ、ナースコールを押さずに我慢されていることもあると聞いたので、私は斉藤さんが我慢しなくていいように関わっていきたいと思いました。

　2日目に、食事介助を見学した時に、食膳が斉藤さんの前ではなく介助者の前に置かれていました。斉藤さんはど

う思われているのだろうと気になり、「食事の時、ご飯を見ながら食べたいですよね」と聞いてみると、目を逸らし、遠くを見て、何も答えられませんでした。聞いてはいけないことを聞いてしまったのかもしれないと思いました。しかし、私は、斉藤さんらしい食事ができるようにしたいと思い、食事介助の計画を立てることにしました。

　翌日の昼食時、オーバーテーブルを斉藤さんの目の前に置いて、斉藤さんが見えるように食事を配膳しました。ペースト食だったので、メニューを伝えて、「どれが食べたいですか」と聞くようにしましたが、斉藤さんは食事を見ることなくまっすぐ前を向いて、食べたいものを言ってはくれませんでした。

　斉藤さんの本当の思いを知りたいと思い、午後に「ご飯が見えるようにしてみたのですが、どうでしたか」と聞くと、「よかったよ」と言ってくださいました。

　そして、しばらく沈黙した後、「前にいた病院では、お風呂の時に動かない腕を、急にグイっと引っ張られて痛かったことがある」と今までに辛い思いをしてきたことを、涙ながら話してくれました。また、食事についても、「ただ与えられるものを食べるのは悲しい」と心の内を伝えてくださいました。それを聴いて、私もすごく悲しくなり、斉藤さんと一緒に泣いてしまいました。斉藤さんは、「でも仕事だから仕方ないよね」と言われたので、「私は、患者さんの思いを汲み取らない看護はしたくないです」と伝えました。すると、斉藤さんは「今はそういう思いでも仕

事になったら分からないよ」と言われたので、「でも、そ
れで斉藤さんのように悲しむ人がいるなら、私は絶対にそ
んな看護師にはなりません」と伝えると、「そんなことを
言ってくれた人は初めて。ありがとう。いい看護師さんに
なってね」と言ってくださいました。

　斉藤さんは、食べることが好きと言われていたので、何
から食べたいとか、どういう順番で食べたいとか、そうい
う希望が絶対にあるのではないかと思いました。それを介
助者が決めてしまったら、斉藤さんらしい食事ではなく
なってしまう気がしたので、斉藤さんに少しでも希望を
言ってもらえるようにしたいと思いました。

　4日目の食事介助も、斉藤さんの目の前に配膳して、メ
ニューを伝えて、「どれが食べたいですか」と聞くように
したり、斉藤さんの表情や食べる様子をよく見るようにし
ました。その時、主菜を食べるスピードが少し速いことに
気づいて、もしかしたら好きなのかもしれないと思い、「こ
れ好きですか」と聞いてみると、うんと頷いてくれました。
そして、少しずつ、目がお皿のほうに移るようになり、目
線で食べたいものを伝えてくれるようになりました。

　さらに、その日の午後には、食堂で食べたいこと、のど
越しのいいものから食べたいこと、食事を見て食べたいこ
とを話してくれました。斉藤さんが食事の希望を話してく
れたことが嬉しく、斉藤さんが望む形で食事ができるよう
にしたいと思い、「スタッフの皆さんにも伝えますね」と
伝えました。しかし、斉藤さんは、「（スタッフは）みんな

忙しいから言えないよ」と言われました。私は、あきらめ
たくなくて、斉藤さんの思いを記録に書きました。それを
読んだ臨床指導者さんは、「斉藤さんがそんな風に感じて
いたとは思っていませんでした。スタッフ全体で共有して、
斉藤さんの希望に沿った食事介助を行っていくようにしま
す」と言ってくださいました。

　また、斉藤さんは、髪をとくことや字を書くことが難し
くなり、自分のできることがなくなっていくことに不安や
恐怖を感じていると泣きながら話してくださいました。健
側の左手の力も弱くなっていたので、少しでもできること
が増えるように、斉藤さんが一人でできるリハビリテー
ションを考えました。手のグーパー運動や、オーバーテー
ブルを使ってできる指の運動を絵に描いて、斉藤さんと一
緒に行いました。また、手作りのペットボトルのダンベル
で行う運動も提案しました。斉藤さんはとても喜ばれ、「頑
張ります」と言ってくださいました。

　実習最後の挨拶の時に「この2週間、たくさんのことを
学ばせていただき、ありがとうございました。斉藤さんは、
とても強くて優しい人です。これからもお元気でいてくだ
さい。私も立派な看護師になれるよう頑張ります」とお手
紙を読ませていただくと、斉藤さんは泣いて喜んでくださ
いました。

　2か月後、他の学生が斉藤さんを受け持ち、斉藤さんが
私のことを話してくれていたと聞きました。斉藤さんは、

リハビリテーションをとても頑張られていて、毎日3時間車椅子に乗車されたり、髪を自分でとけるようになったり、食事も自分で摂れるようになるかもしれないと聞き、そこまで回復されたことにとても驚きました。また、その学生が「字を書いてみませんか」と促したところ、私の名前を書いてくれたそうで、斉藤さんの書いた字を見せてくれました。「○○さんですか」と書かれた字を見て、すごく嬉しくて、感動して涙が出ました。そして、その斉藤さんの字の下に「斉藤さん、お元気ですか。体操を続けていると聞いて、とても嬉しいです。私もこれからも頑張ろうという気持ちになりました」と書かせていただきました。

　斉藤さんから、看護師が患者さんの可能性を諦めてはいけないこと、希望をもって看護する大切さを教えていただきました。

　また、患者さんにとって何が必要なのか、患者さんが望むことは何かを一番に考えて看護していくことが大切であると学ばせていただきました。辛い中でも、いつも感謝の心を忘れない斉藤さんの生き方から学ぶことも多く、感謝のできる人になりたいと心から思いました。本当に、自分の中では絶対に忘れられない看護の原点となりました。

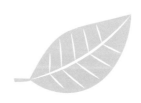

○学生Bさんの看護体験を読んで───

患者・斉藤さんの心を開いた、まっすぐな思い

　学生Bさんは、構音障害や難聴がある斉藤さんとのコミュニケーションに戸惑いながらも、「とにかく斉藤さんの必要としていることを叶えたい」とまっすぐな思いで斉藤さんに向かっている。「何かあったらいつでも言ってください」との言葉は、できることが限られている看護学生が不用意に言えることではないだろう。実習で受け持たせていただいたからには患者さんにとって必要な看護を実践したい、という学生Bさんの強い思いが感じられる。そのまっすぐな心を斉藤さんも敏感に感じ取っていたと考えられる。

　食事介助を見学し、違和感を覚えた学生Bさんは、斉藤さんがどのように思われているかが気になり、率直に「ご飯を見ながら食べたいですよね」と声をかけた。しかし、斉藤さんは何も答えない。それでも斉藤さんらしい食事にしたいとの思いから、学生Bさんは、斉藤さんの目の前に食事を配膳し、「何が食べたいですか」と人として誠実に関わっていく。食後も「ご飯が見えるようにしてみたのですが、どうでしたか」とまっすぐに斉藤さんに訊ねた。すると、斉藤さんは、泣きながらこれまで辛い思いをしてきたこと、そして「ただ与えられるものを食べるのは悲しい」と悲痛な思いを吐き出された。人としての尊厳が脅かされる生活の中で、斉藤さん

は我慢に我慢を重ねてきたのだろう。学生Bさんが斉藤さん
の目の前に食事を配膳し、「何が食べたいですか」と聞いても、
まっすぐ前を向いて答えなかった斉藤さん。いったいどれほ
どの我慢を、どれほどの心の傷を負ってこられたのだろうか。
そして、ずっと胸の奥にしまっていた思いを当たり前のよう
に表現する学生Bさんのまっすぐな心に、どれほど救われた
ことだろう。私たち看護師は、絶対に患者さんにこのような
思いをさせてはいけないと心に刻まずにはいられない。

　辛かった思いを吐き出してくれた斉藤さんではあったが、
自分が受けてきたケアに対し、「でも仕事だから仕方がない
よね」と話された。その言葉から斉藤さんがあきらめている
ように感じた学生Bさんは、「患者さんの思いを汲み取らな
い看護はしたくない」と伝える。それでも今まで様々な経験
をしてきたせいか、斉藤さんは「仕事になったら分からない
よ」と学生Bさんを諭すように言われた。それに対し、学生
Bさんも看護への信念、そして斉藤さんを悲しませたくない
との思いから、「でも、それで斉藤さんのように悲しむ人が
いるなら、私は絶対にそんな看護師にはなりません」と伝え
た。斉藤さんに悲しい辛い思いをさせるような看護は看護で
はない、斉藤さんがそんな悲しい思いをしていいわけがない
と、学生Bさんは信念をぶつける。それは、斉藤さんを大切
に思う心に他ならない。そのまっすぐな心に、斉藤さんも心
を打たれたのだろう。自分のことを大切に思ってくれる人が

いる、それだけで人は救われるのである。池田（2015a）は、生老病死へ仏法のまなざしについて、以下のように述べている。

　　大乗仏教では、生命と生命が織りなす連関性によって世界の森羅万象が形づくられるという縁起の法理が説かれます。その連関性を通じて、自分の生命も相手の生命も尊厳の輝きで照らし合うことができ、病気や老いさえも、人生を荘厳する糧に昇華できる、と。

　　しかし、その連関性はおのずとプラスの方向に転じるのではなく、（中略）他者の尊厳を自己の尊厳と同様にかけがえのないものと感じ、大切にしたいと願う思いがあってこそ、初めてギアが入る。そして、そこで交わされる涙や笑顔が、そのまま、「生きる勇気」を灯し合うのです。

　学生Bさんのまっすぐに相手に向かう姿勢から、目の前の一人の人をどこまでも大切に思う心に適うものはないのだと実感させられた。

人生を支え合う

　絶対に斉藤さんらしい食事にしたいとの思いで関わる学生Bさんに、斉藤さんも徐々に心を開いてくれるようになる。

目線で食べたいものを伝えてくれたり、食事での希望についても話してくれた。学生Bさんはその斉藤さんの思いを大事にしたいと、臨床指導者にもそれを伝えた。その結果、学生Bさんがいなくなっても斉藤さんが望む食事ができるようになった。それは、「仕事だから仕方がない」「みんな忙しいから言えない」と自分が我慢するしかなかった斉藤さんに希望の光をもたらす出来事だったのではないだろうか。

　2か月後、90代にして驚くほどの回復を遂げた斉藤さん。学生Bさんから教えてもらったリハビリテーションを続け、離床や整容についても、勇気を出して自分の思いを伝えることができた結果だったのではないだろうか。もう一人の学生に促され、書いた学生Bさんの名前―「〇〇さんですか」との字から、リハビリテーションを頑張った斉藤さんの心にはいつも寄り添う学生Bさんがいたことが窺える。

　そして、斉藤さんの回復は、学生Bさんにとって大きな励みとなった。Watson,J.（2012／2014）は、「トランスパーソナルとは、間主観的・超越的・人間同士の関係性であり、そのなかで、看護師個人は患者に影響を与えると同時に、患者から影響される。両者はともにその瞬間にしっかりと存在し、お互いが結びついていることを感じる」と述べている。実習期間を超えて繋がり合った斉藤さんと学生Bさんに、看護の無限の可能性が感じられた。斉藤さんと学生Bさんの出会いは、互いに忘れられない出会いとなり、今後の人生を支え続

けていくことだろう。

学生Cさんの看護体験
「患者・山口さんに響いた、人間対人間の看護」

　私は、3年次の最後の領域実習で、心不全と認知症のある80代女性山口さんを受け持たせていただきました。実習前に患者さんの情報を頂いた時は、アレルギー性の下痢が続いていて、脱水があり、ベッド上安静が続いている状態と説明を受けました。

　しかし、実習初日、病院に行くと、臨床指導者さんから山口さんが厳しい状況にあり、全身状態が悪化する可能性もあると聞きました。正直とても驚いて、本当にどうしたらいいかわからない状況で、自分に何ができるのだろうかと戸惑いました。

　それでも、ひとまず山口さんのところへ行くと、山口さんは言葉を発することもできない様子で、どのようにコミュニケーションをとったらいいのだろうと思いました。初めは、とにかく臨床指導者さんの真似をして声をかけたり、身振り手振りがかろうじてできていたので、その様子や表情をみるように心がけました。

　山口さんは下痢をしたときに、とても申し訳なさそうにされていて、おむつ交換や陰部洗浄をした後には、険しい表情で手を合わせてお辞儀をされるようにしていました。「ごめんなさい」と「ありがとう」と言われているように感じて、その姿を見るとすごく苦しくなりました。何もで

164

きないことが悔しくて苦しくて、何か山口さんのためにできることはないかと思い、病態や下痢をした時の対処について調べました。しかし、それだけでは足りない気がして、私は人として山口さん個人にどのように関わっていけばいいのだろうと悩みました。

　これまで、私は死について考えたことがなく、ただ怖いとかマイナスのイメージしかありませんでした。自分一人で考えるのは難しいと思い、死について書かれている文献を探しました。その中で、創立者のハーバード大学での講演が目に止まりました。「死とは、人間が睡眠によって明日への活力を蓄えるように、次なる生への充電期間のようなものであって、決して忌むべきではなく、生と同じく恵みであり、嘉せらるべきこと」とありました。それを読んで、死へのイメージが変わり、それまでの迷いがふっきれました。今後、山口さんがどのような状況になるかはわからないけれど、山口さんらしく、山口さんが本当に満足して過ごすことができるように、2週間しっかり関わりたいと思いました。

　実習3日目の朝に病棟に行くと、臨床指導者さんから、山口さんの状態が悪化し、今日1日頑張れるかどうか分からないと言われました。とても驚きましたが、最後まで山口さんを受け持たせていただきたいとの思いがあったので、臨床指導者さんと先生に「このまま今日も受け持たせてください」と伝えました。

　山口さんは心不全の症状が悪化し、努力呼吸やチアノー

ゼ、下肢の浮腫もあり、話しかけてもほとんど反応はなく、傾眠状態でした。禁飲食となり、ケアもできない状態だったので、どう関わればいいのだろうと悩みましたが、少しでも山口さんのそばにいたいと思いました。数分とか数十分おきに、山口さんが苦しい表情や呼吸困難になっていないか、点滴が外れたりしていないか確認したり、山口さんの体をさすりながら、〔もっともっと私は山口さんと一緒にいたい、もっと学ばせてもらいたいです〕との思いを込めました。

　他にも何かできることはないかと思い、山口さんの病室を見渡すと、床頭台に写真が飾ってありました。臨床指導者さんから、以前はよく他の患者さんとお話をされていたと聞いていたのですが、その写真から山口さんが本当に人と関わることが好きだったことが伝わってきました。

　また、壁にクリスマスの飾りや折り紙が貼ってありました。山口さんはベッド上安静が続いていて、病室の窓も山口さんが見られる位置ではなかったので、季節を感じることや時間や日付もわからないのではないかと思いました。私は、山口さんに少しでも1日1日を生きる希望をもっていただきたいと思い、自分の考えを先生に相談しました。そして、先生からのアドバイスもあり、日めくりカレンダーを作ることにしました。

　医師から年を越せるかどうかと言われていたので、とりあえず1か月分のカレンダーを作ることにしていたのですが、年を越したら次の目標も出てくるかもしれないので、

しっかり1年分作りました。

　実習2週目に入り、ご家族（娘さん）を含めた多職種カンファレンスに参加させていただきました。娘さんは、「好きなものを食べさせてあげたい」「母らしく最期まで生きて、人生を全うしてほしい」と言われていました。山口さんはサツマイモが好きで、「1月1日には、マグロを食べたい」と言われていたので、それを目標にしましょうと話し合いました。その中で、私も作ったカレンダーを娘さんに見せて、毎朝山口さんに「今日は何月何日です。マグロまであと何日ですと声かけをします」と伝えました。

　娘さんは、すごく驚いて、少し涙を浮かべて「ありがとうございます」と言ってくださいました。そして、娘さんは仕事で毎日お見舞いに来ることができないこともあってか、「母のこと、よろしくお願いします」と言われたので、「しっかりと受け持たせていただきます」とお伝えしました。その翌日にサツマイモのペーストが出て、「これサツマイモですよ。山口さんの好きなサツマイモが出ましたね」と声かけしました。状態が悪い時は半分ぐらいしか食べられなかったのですが、その日はほとんど食べられて、表情も穏やかでした。

　2週目は、1週目より状態が落ち着いていたので、手浴もやらせていただきました。

　山口さんは皮膚の乾燥がひどかったり、手も冷たかったので、それも山口さんにとっては苦痛の1つだと思い、手を温めて、保湿もしてすべすべにしました。ケアが終わっ

た時には、山口さんの表情は明るくなり、ニコニコした顔で手を合わせてくれました。

　実習最終日の挨拶の時に、カレンダーの裏に「本当に2週間ありがとうございました」と書いて、山口さんに改めてカレンダーを見てもらいました。「日めくりカレンダーです。山口さんのために作りました。私がいなくなっても看護師さんがめくってくれるので、マグロを食べられる日まで頑張りましょうね。2週間ありがとうございました」と伝えました。

　カレンダーを床頭台に置いたときに、山口さんが涙を流されて、声を振り絞って、「ありがとう。私も頑張って生きます」と言ってくださいました。その言葉に、私が2週間関わってきたことすべては無駄ではなかった、しっかりと山口さんに響いていたのだと感じました。山口さんの生きる力を引き出すことが出来たようにも感じて、本当に良かったと思いました。

　私にとって「生きる力を引き出す看護」は、大好きな言葉で、大学受験の時から、実践したいとの思いがありました。それが最後の領域実習で実践することができて、本当に山口さんに感謝しています。

　また、この実習は、ものすごく考えて、悩み苦しみましたが、今までで一番、真剣に患者さんのことを思うことができて、本当に人間というのは尊い存在なのだと実感することができて、自分にとってすごく大きな財産になりました。本当に患者と看護師の関係は対等で、人間対人間の関

わりが大切なのだと感じ、自分が大事にしていきたい看護
が明確になりました。

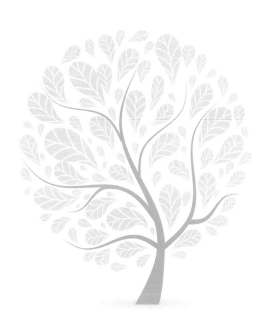

○学生Cさんの看護体験を読んで───

患者・山口さんによって引き出された"慈悲の心"

　学生Cさんは、山口さんが厳しい全身状態であることを聞き、自分に何ができるのだろうかと戸惑う。しかし、下痢や脱水状態で身体的にも精神的にも苦しい山口さんが、ケア後に手を合わせる姿に居ても立っても居られなくなる。どうにか山口さんの苦しみを取り除きたい、何か自分にできることをしたいと懸命に病態やケアについて学ぶ。

　しかし、死と隣り合わせにある山口さんの苦しみを取り除くには、それだけでは足りないように感じた。自分自身もこれまで避けてきた死と向き合うことが必要なのではないか。恐怖のイメージがある死と向き合うことは、勇気がいることである。それでも、学生Cさんが死と向き合うことができたのは、苦しむ山口さんを放ってはおけないとの同苦の心があったからだろう。

　佐藤（2016）は、学生のケアリング体験に関する研究の中で、「込み上げる慈悲の心」との体験について、「学生は患者のことを知っていく中で、なんとかしたい、どうにか楽にしてあげたい、今の苦しみをどうにか取り除いてあげたいとの患者へのあふれる思いが込み上げていた」と述べている。学生Cさんは、苦しみの中にある山口さんに出会い、どうにかして山口さんを楽にしてあげたいと、山口さんへの思いが溢れた。

これは、山口さんによって、学生Cさんの中に眠っていた"慈悲の心"が引き出されていったということではないだろうか。

山口さんの生死と向き合うことで、人として成長する

　山口さんに突き動かされた学生Cさんは、死について考え、調べ学んでいく。そして、これまで自分が抱いていた死へのイメージは間違っていたことに気づく。死は怖いものではなく、生と同じく、人間にとって人生の中で大切なことなのだと感じた学生Cさんは、山口さんの今ある生も、死も大切にしていきたいと思う。そして、どんなことがあっても山口さんが山口さんらしく、満足した人生を、一日を、一時を過ごしてもらえるように関わっていきたいと心を定めた。

　看護師がどんな生死観を抱いているか、それはそのまま看護ケアや患者への関わりに反映されていく。患者に触れる手に、かける言葉に、その考え方は如実に現れる。学生Cさんが、最も苦しい状況にあった山口さんに関わる中で、「山口さんに少しでも1日1日を生きる希望をもっていただきたい」と思い、日めくりカレンダーを作ったことは、まさに新たに抱いた生死観があったからこそである。川田（2013）は、「看護者の最大の目標は、患者の病苦、死苦との共感、協働によって、自らも人生最大の苦である『行苦』を恐れず、それを克服する『生死不二』の智慧と境涯を確立することです」と述

べている。学生Cさんは、山口さんの生死と真剣に向き合うことで、人間にとって重要な人生の根本的問題と対峙することができた。そして、死に対して漠然と恐怖を抱いていた自分自身から、生死観や生命観を深め、人としての成長を遂げている。

家族の支えとなったカレンダーと声かけ

学生Cさんが作った1年分の日めくりカレンダーは、山口さんが厳しい状況にあることを伝えられているご家族にとっても、大きな励ましとなっただろう。身体的苦痛が強く、いつどうなるかわからない状況の中で、母親の1日を大切にしてくれる声かけは、仕事で毎日お見舞いに来ることができない心苦しさを軽くしてくれるものだったのではないだろうか。この人になら母親を任せられる—そのように思える学生Cさんの存在もまた、家族の希望になったと考えられる。

共に勝利の人生を開く

1日に何度もある下痢や脱水による倦怠感、足の浮腫み、カサカサに乾燥した冷たい手、声を出すこともできず、ケアをしてもらった時に手を合わせることが精一杯、そんな毎日を送る山口さんにとって、学生Cさんの関わりはどれほど強

い支えとなったことだろうか。呼吸も苦しくなり、死を感じる中で、自分の手足を優しく擦ってくれた手、温かくも力強く「今日は何日です。マグロまであと何日です」と希望を伝えてくれる声、カサカサで冷たい自分の手を温め、クリームを塗ってくれた手、そして、その手や声から感じられる真心。苦しみの中にあった山口さんにとって、学生Cさんの温かな手や声は、苦痛に立ち向かう大きな力になっていたと考えられる。だからこそ、学生Cさんの実習最後の挨拶の時に、感謝と生きる決意を、力を振り絞って伝えてくれたのだろう。

　人との関わりを大切に生きてきた山口さんにとって、それは絶対に伝えたい言葉だったのではないだろうか。学生Cさんの関わりは、山口さんに希望の灯をともし、山口さんの生きる力を引き出す関わりであった。

　そして、この関わりは、学生Cさんにとっても大きな財産となっている。患者さんを真剣に思うことができたこと、ずっと実践したいと願っていた「生きる力を引き出す看護」が実践できたことは、学生Cさんの看護師としての成長に他ならない。

　山口さんと学生Cさんの出会いは、互いの人生の中で、かけがえのない出会いとなっただろう。Travelbee,J.（1971／1974）は、ラポートの結果として、「看護婦と病人の両者が、この体験のおかげで人間として成長することであるが、それはおそらく、かかわりをもつそれぞれの人が、有意味な人間

対人間の出会いの生き生きした覚知を体験するからであろう」と述べている。山口さんと学生Cさんは、互いに触発し合い、勝利の人生を開いていったのだと考えられる。

文献

池田大作（2007）．新・人間革命 第14巻, 聖教新聞社,東京. pp119

池田大作（2015a）．第40回「SGIの日」記念提言　人道の世紀へ誓いの連帯, http://www.sokayouth.jp/proposals/sgi-2015/read/05.html （検索日：2020年9月27日）

池田大作（2015b）．池田SGI会長指導選集　幸福と平和を創る智慧第一部[下],聖教新聞社,東京,pp65.

川田洋一（2013）．新版 生命哲学入門Ⅲ－仏教看護と緩和ケア,第三文明,東京,pp113,159

佐藤瑠花（2016）．看護学生のケアリングに関する文献研究,創価大学看護学部卒業論文集

Travelbee, J.（1971）／長谷川浩,藤枝知子（1974）．人間対人間の看護,医学書院, 東京, pp101,230.

Watson, J.（2012）／稲岡文昭, 稲岡光子, 戸村道子（2014）．ワトソン看護論―ヒューマンケアリングの科学　第2版, 医学書院, 東京,pp103.

仏教看護と現代

東洋哲学研究所 顧問（医学博士） 川田　洋一

八万法蔵といわれる膨大な経典の一つに「勝鬘経」があります。この経典は、在家の菩薩である王女・勝鬘夫人が、釈尊に代って仏法の真理と菩薩道を説く特異な経典です。

仏法の深義を説くにあたって、彼女は、菩薩としての「十の誓い」を立てるのですが、その一つに次のような誓願があります。

「世尊よ、今後、私は、身寄りのないもの、牢につながれたもの、捕獲されたもの、病気で苦しむもの、思い悩むもの、貧しきもの、困窮者、大厄にあった衆生たちを見たならば、彼らを助けずには、一歩たりとも見捨てて行ってしまったりはいたしません。世尊よ、私がそのような苦しみに悩む衆生を見たならば、それらの苦しみから逃れさせるために、財産の蓄えをもって（彼らの救助を）成就してのちはじめて、私は身を引くでしょう」（『大乗仏教第12巻』「勝鬘経」高橋直道訳，P69，中央公論社）

「財産の蓄え」とは、現代では医療資源をさしていますが、あらゆる資源をもって、病気や貧困、孤独などで苦悩する人々を見捨てず、一歩も退かずに救済する。苦しむ衆生のすべて

175

を救済するまでは決して行為をやめないというのが、菩薩の誓いなのです。

　この誓いこそ、仏教看護の根本精神であり、使命なのです。すべての看護思想の基盤には、「生命の尊厳」があります。周知のように、ナイチンゲールの看護における生命尊厳の基盤は、キリスト教であります。仏教看護では、その基盤となる「生命尊厳」の理念を仏教そのものに求めてきます。換言すれば、キリスト教やイスラームと同じく、世界宗教である、仏教という宗教から、看護に必要な「生命観」「人間観」「生死観」と、現代看護技術を患者に適応する「アート」としての精神、実践知をくみとってくるのです。

　すべての人間は、この人生において生老病死の四苦に直面せざるを得ず、この世に生きる意味、目的、生きがいを求め、とりわけ「死」を自覚せざるを得ない実存的な存在です。四苦に対峙して、「なぜ、今、自分が」という実存的な設問に科学的な思考は応えることはできません。生死をめぐる実存的な問いに向かいあうのが、宗教、とりわけ、キリスト教や仏教のような世界宗教です。

　仏教看護は、生と死にわたる実存的設問への「智慧」と四苦をのりこえる実践法——つまり「慈悲」の行為を仏教から得てきました。そして、今日、仏教のこのような「智慧」と「慈悲」にもとづきながら、現代の科学的医療、看護を相補的に

活用して、四苦を救済し、患者のQOLの向上と自己実現に
奉仕するのです。

そこで、次に仏教看護の「生命観」「人間観」「生死観」を
略述していきます。

1　仏教看護の生命観

仏教看護では、仏教の「生命哲学」を、看護の分野に活用
することを目指しています。そして、その根本理念は「生命
の尊厳」です。では、生命は何故に尊厳なのでしょうか──こ
の実存的問いに、仏教の生命哲学は、すべての人々の内奥に
「仏性」という尊厳なる生命を洞察してくるのです。換言す
れば、すべての人々は、人種、民族、ジェンダー、職業、疾
病、障害等に関係なく、「仏性」をそなえており、顕在化し
うる存在であるから、人間生命は尊厳なのです。

「仏性」は「法性」ともいわれ、「宇宙生命」とも表現でき
ます。つまり、宇宙大の生命エネルギー（生きる力）、智慧、
慈悲力をそなえています。

人間生命の広大なる内面、つまり「内的宇宙」には、意識
の領域、無意識の領域（仏教的には深層意識）が広がってい
ます。ユング心理学では、個人無意識の奥に集合無意識を見
出しています。仏教の洞察眼は、意識（自我）の内面に末那
識（根本的自我）、さらには潜在エネルギーである業の領域、

即ち阿頼耶識（業識）を洞察してきました。意識や末那識の領域には、善心（菩提）や悪心（煩悩）がうずまいています。善悪の心として顕在化する潜在エネルギーが業（善業と悪業）です。さらに、阿頼耶識（業識）の奥に、仏教の英知は、宇宙大の生命、つまり「仏性（法性）」を洞察したのです。そして、この「仏性」を顕在化する方法として菩薩の実践をすすめているのです。

2　仏教看護の人間観

　人間生命の内奥に、広大なる「内的宇宙」を解明した仏教の人間観は、現代的に表現すれば、人間生命を身体的存在であるとともに、心理的、社会的、スピリチュアルな全体的存在であると位置づけています。したがって、人間を単に物質的、身体的存在としてのみ扱うことはしません。仏教看護の看護師は、感性を磨き、生命の奥深くまで看護の眼を行きとどかせるのです。ここに、スピリチュアルな次元とは、生命内奥の末那識、阿頼耶識、そして仏性そのものにまで及んでいきます。

　従って、仏教看護のケアは、人間生命の身体的なケアから、心理的、社会的そしてスピリチュアルな次元にまで及んでいきます。仏典には、釈尊の看護体験が多く記されていますが、いずれの場合も、釈尊は病比丘の不安、孤独、恐怖、不信の理由を聞きだし、自らが阿難とともに伴侶となって寄りそっ

ていくことを申し出て、病比丘の心を癒し、励ましていきます。阿難とともに、看護の環境をととのえてから、「触手療法（祈りをこめた手当て）」を行っています。釈尊のこの療法は、イエス・キリストの病者をいやす行為にも相当するものですが、病比丘たちは、身体的苦痛をやわらげるのみならず、心全体に善心（菩提）をあふれさせていきます。これらの善心―慈愛、信頼、感謝、勇気、希望、智慧、意志力は、釈尊との人格的な接触によって、病比丘自身の「仏性」から発現してきたものです。病比丘は自らの善心によって、不安、恐怖、不信、怒りなどの悪心（煩悩）を、コントロールすることができたのです。そして、釈尊への感謝と信を強め、求道心をおこしていきます。つまり、自己変革への意欲です。病比丘の自己変革への強い意志に応えて、釈尊は仏教の深義を説いていきます。

この「随順説法」によって、病比丘はスピリチュアルな次元から、健康的生命を確立していったのです。

仏教看護では、看護師には、科学的な看護技術を体得するとともに、患者や家族などの深層―人間生命の「内的宇宙」まで洞察した賢明な英知の配慮が求められているのです。

3　仏教看護の生死観

仏教の洞察智が、生命の深層に及び、意識、末那識の次元から阿頼耶識にまで達すると、生死をこえる根本生命流が見

えてきます。死において、身体の統合力（身体的エネルギー）や意識、末那識、善心、悪心などの現象世界へ顕在化していた生命の働きは、ことごとく根本生命流としての阿頼耶識に潜在化していきます。

「死」をすぎると、個の「阿頼耶識」は、宇宙生命即ち法性へと融合し、他の「阿頼耶識」と相互に関連（縁起）しながら、現象世界への顕在化の機会を待っているのです。現象世界での、適切な縁を待って、個の「阿頼耶識」は、現象世界へと顕在化し、「生」の状態となるのです。こうして、父母の受精卵に即して顕在化した「阿頼耶識」は、そこに内包されていた前世での心身の潜在エネルギーを顕在化させていきます。受精卵の生育につれて、徐々に身体的統合力、意識、末那識、善心、悪心などの働きが顕在化してくるのです。

このような人間生命の生死の実相を、中国の天台は「摩訶止観」で、「起はこれ法性の起、滅はこれ法性の滅」と表現しています。（「摩訶止観」巻5上　大正大芳保　46巻，P56）

池田先生は、ハーバードでの講演「21世紀文明と大乗仏教」のなかで、「死を忘れた文明」の転換を訴えられるとともに、その道しるべとして、上記の天台の文を引用しながら、仏教の「生死不二」の生死観を説かれています。

「仏教では、『法性の起滅』を説きます。法性とは、現象の奥にある生命のありのままの姿をいいます。生死など一

切の事象は、その法性が縁に触れて『起』すなわち出現し、『滅』すなわち消滅しながら流転を繰り返していくと説くのであります。

　したがって死とは、人間が睡眠によって、明日への活力を蓄えるように、次なる生への充電期間のようなものであって、決して忌むべきではなく、生と同じく恵みであり、嘉せられるべきことと説くのであります」（21世紀文明と大乗仏教，池田大作，P15-16，第三文明社）

　ここに「法性」とは「仏性」ともいわれ宇宙生命をさしています。「起」は生であり、「滅」は死であります。池田先生は、また次のようにも述べられています。

　「死は単なる生の欠如ではなく、生と並んで、一つの全体を構成する不可欠の要素なのであります。その全体とは『生命』であり、生き方としての『文化』であります。ゆえに、死を排除するのではなく、死を凝視し、正しく位置づけていく生命観、生死観、文化観の確立こそ、21世紀の最大の課題となってくると私は思います」（21世紀文明と大乗仏教，池田大作，P15，第三文明社）

　以上で、仏教看護の生命観、人間観、生死観の要点を示してきましたが、仏教看護に関わる人達には、ここに記したよ

うな内容を自ら体得し、自己変革を促進しつつ、釈尊と同じように、患者の生命をその奥底から変革し救済することが求められているのです。

仏教看護における「自己変革」「自己実現」とは、人間生命内奥の「仏性」を触発し、内包された宇宙大の生命力（生きる力）、無量の慈悲、智慧、勇気、強靭な意志力、信力、念力（祈る力）、禅定力（心身の調和、統合力）などの善心、善性を顕在化させることです。

「仏性」から善心、善性が強力に顕現し、心身全域にスピリチュアルな次元から横溢している生命を、仏教では菩薩と称しています。大乗仏教の菩薩は、エゴイスティックな自我（末那識次元の自我）ではなく、大宇宙と融合しつつ、顕在化する自己(大我)を形成していくのです。この菩薩的「自己」によって、生命全体を変革し、大いなる菩薩的人格が熟成されていくのです。仏教看護においては、患者のQOLを高め、自己実現をめざすとは、患者の生命の内奥から善心をあふれさせ、それによって不安、孤独、不信、怒り、恐怖等の悪心をコントロールしつつ、あらゆる苦難をのりこえる強靭な「菩薩的自己」の形成を促すことを意味しています。

さらに、仏教看護の特質は、医師、看護師をはじめとして、すべての医療・看護に関わる人々にも、自身の自己実現のプロセスを歩むことを求めています。仏教的にいえば、医療・看護に関わる人々も、患者と触発しあいながら、人格を練磨

し、それぞれの生命内奥から「仏性」に内包された善心を顕在化し、「菩薩的自己」、「菩薩的人格」の形成につとめるのです。

大乗仏教では、すべての人々の人生の目標を、それぞれの生命内奥の「仏性」から善心・善性を強力に発現し、善心にあふれた「菩薩的人格」を形成し、不壊の幸福、即ち絶対的幸福境涯の確立に定めています。

仏教看護では看護という行為を通して、関与するすべての人々が、「菩薩的人格」を形成できるのです。それ故に、看護はきわめて尊い人間の行為であるといえましょう。

ところで、新型コロナウイルスとの共存へとむかう現代社会は、これまで外界にのみ向けられがちであった観察、思索の眼を、ここで一呼吸おいて、一転して、自己実現のために自己の内なる世界へと向ける絶好の機会ではないでしょうか。

つまり、自己の内なる「生命宇宙」の思索、洞察の旅に出るのであります。

本書に記載された「人間主義の看護」のなかには、2500年にわたる仏教史とともに伝承されてきた「仏教看護」の精髄が、現代の科学的看護の実践のなかに生かされています。そのことは、本書の各章のテーマ—例えば、「生命の尊厳」「慈悲」「智慧」「祈り」「生命力」などを一見すれば、明らかです。

これまで、「仏教看護」は、それぞれの時代の最先端の看護と対話しながら、東洋民族の生命を救済してきました。その意味において、本書は21世紀の現代に生きる「仏教看護」ともいえましょう。

　本書に登場する看護者（看護学生・看護師）の実践の中に、仏教者の一人としての筆者は、かつて釈尊とともに病者を救済した菩薩である王女・勝鬘夫人の面影を浮かべております。本書には、看護の現場（看護実習）で、生死の苦悩をかかえた患者に寄り添い、ともに苦悩をのりこえようとする具体的な事例が全編にわたってくみこまれています。そこには、患者の苦悩を救済するまでは、「一歩たりとも見捨てて行ってしまったりはいたしません」とする王女・勝鬘の菩薩の誓いが貫かれています。さらには、実習のプロセスやその分析のなかに、筆者は看護師が患者とともに、「自己変革」「自己実現」の豊かな人生─仏教的にいえば、菩薩的な生命の確立の道を着実に歩んでいる実証を見出しております。

　本書は現代看護に関与するすべての人々のみならず、特に患者として生死の実存的な苦悩に直面せざるをえない、すべての現代人にとって、一読し、思索する価値のある一書であると考えられます。

あとがき

　本稿の執筆にとりかかっている最中に、新型コロナウイルス（COVID-19）が猛烈な勢いで感染を拡大してきました。

　1月中旬に厚生労働省が、初の国内患者の確認を発表したが、我が国が深刻を増したのは、大型クルーズ船内で感染患者が集団発生した2月以降でありました。その後、殆どの小中高校は臨時休校となり、大学もオンライン授業となって、WHOはパンデミック（世界的大流行）を宣言。世界中が、コロナウイルス感染禍の対応を余儀なくされるようになりました。

　国内も感染が拡大する一方で、政府は「緊急事態宣言」（4月7日より7都道府県に、その後全国に拡大）を発令し、不要不急の外出自粛などを要請しました。したがって、入所施設や病院などへの訪問面会は、家族さえもできなくなりました。病院は感染症患者の受け入れのために急遽、感染病棟を拡大して医療従事者として治療看護に全力投球するようになりました。

　創価大学看護学部の卒業生も、感染病棟の最前線で任務にあたっている人もいます。初めての経験で未知のウイルスということもあり、当初は情報も錯綜しており、恐怖を感じながら業務に携わったようです。

　防護服、N95マスクをつけた状態で、自分の笑顔の表情は

相手に届かないために、一言一言に思いをこめて明るい声で話すように気をつけているといいます。また、患者に接する時間も短く当然に制約がある中、不安を抱えている患者を勇気づけられるように、一人一人に寄り添った"励ましと、その人の生きる力を引き出す"看護実践を心掛けています。例えば、タブレットやスマホを活用するなどして、患者の気持ちや状況を家族に伝え、家族の思いが患者に届くように患者と家族の絆に配慮したり、また、胸中で祈りながら患者の両手をしっかり握りしめたり、マッサージを行う等。コロナの看護以前の"その人らしさ"を大事に関わるようにしています。

　患者の中には治療の甲斐なく、家族に「さようなら」の言葉も交わすこともできないままに最期を迎える方もいます。また感染症は回復しても、いろいろな後遺症と戦い続けている人もいます。

　感染症対策で大事なことは、「自分が感染しない！」「人に感染させない、うつさない！」ことです。そのために自分の家族から離れて、病院近くのウィークリーマンションなどに、住まいを移している看護師もいます。

　また、コロナ感染症の患者の看護に直接関わっていない看護師であっても、感染症病棟の設置や看護体制の変更などによって、専門以外の患者を受け入れるなどコロナ禍の影響は大きく、業務量は拡大して残業が続いているという状況であ

ります。

　さらに現段階では、偏見の眼差しで見られることも否めないようです。

　新型コロナウイルスの感染は終息することなく、すべての人々に、これまでの生活様式などに変化を促しています。また、感染症のパンデミックは世界的規模で社会や経済、文化の変革といったグローバリゼーションの加速をもたらしています。

　さらに、人類は、警鐘が鳴らされている地球温暖化による気候変動の問題など、世界的危機に直面しており、課題は大きいと言えます。ローマクラブ協同会長のマンペラ・ランペレ博士は、この危機について、今こそ自然の回復力以上に消費を拡大させてしまった行動を見直し、人間の行動を抜本的に変える稀なチャンスだと述べています（2020年9月17日付の聖教新聞）。

　今こそ生命、人間の生命の尊厳の原点に立ち返って価値創造し、新たな時代を築く機会にすることが求められていると思います。

　看護師は、「生老病死」に携わることから、人としての生き方、人生について多くの患者さんから学ぶことができます。

　死期が間近に迫った人でも、常に前向きであり、希望や目標を持ち、周囲の人との絆も深い、訪れた人に勇気を与えた

り、励ます力をもっている人がいます。

このような特徴について、川田は、「良き死の迎え方」として、前向きさや希望・目標があることは「自己実現」の姿であり、人々の絆や励ます行動は「他者貢献」であると述べています。

しかし、死を間近に控えた患者は、自身の「生死観」によりますが、闘病過程で、自分の生きてきた意味をふりかえり、人生の意味に悩み、生きがいと目的を見失うようなスピリチュアルな苦悩もあります。

このような患者の苦悩に看護師をはじめ全医療者、家族からの対応が必要となってきます。

死を間近に控えて人生の意味に苦悩している患者に、看護師として、個としての人格、人生観、人間観、生死観をもってケアにあたることが大事です。例えば、その人が小学校の教員を経験されてきた人であれば、「多くの若い人達を育てていらしたのですね。貢献されてきましたね」等々、患者の心を開くような会話や対応が大事です。家族、地域、社会で果たしてきた役割、業績などを振り返れるように、本人が生きてきた価値・自己の存在価値に気づくことができるような関わり、対応によって満足感、幸福感を感じられるようなケアが必要です。

　看護は、生命の尊厳を基盤にして対象の生きる力を引き出

し、人生を豊かにすることをめざす実践行為です。

　「いのちは大事」「生命は最も大切なもの」ということは、一般的通念として誰でもが知っていることです。それを単に言葉やモットーではなく、"生命の尊厳"を一切の基盤として、実践理念にすることです。この理念を基盤に、相手の苦悩に共感し、同苦し、その苦の本質を見抜き、共に努力してこの"苦"を打ち破っていく、いわゆる"苦を抜き楽を与える（抜苦与楽）"実践です。そして、相手への深い慈愛と、相手の身になっての細やかな配慮、激励によって希望・勇気を与えることです。

　「あの人に会えば、会うだけでホッとする」と慕われるような人でありたい。看護者として生命の尊厳の実践的理念を基盤に、豊かな知識、高度な技術はもちろん、生死観、人生観など優れた人格が一体となって看護実践を行う。その真の行為"抜苦与楽"は相手へ幸福感を与え、"人間を癒す芸術－アート"であり、菩薩の行為と云えるのではないでしょうか。

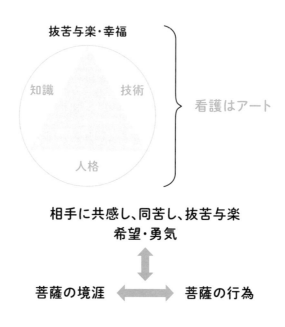

相手に共感し、同苦し、抜苦与楽
希望・勇気

菩薩の境涯 ←→ 菩薩の行為

　新型コロナ禍の影響によって、出版予定は大きく遅れてし
まいました。

　本書の出版にあたって、創価大学看護学部の学生・卒業生
の皆様に感謝申し上げます。筆者らの力不足により、本書に
掲載できなかった学生・卒業生の体験もございます。今後の
課題とさせていただければ幸いです。また、分析等に関しま
しても、読者の皆様に忌憚のないご意見をいただければと存
じます。

　また、特別寄稿を寄せていただいた東洋哲学研究所の川田
洋一顧問、英訳をして頂いた忍田祐美先生、文章構成でお世

話になった森田巌様、何より出版企画から最後まで付き合ってくださった、メディカル・ネットの小田穂積様に深く感謝申し上げます。

監修：稲光禮子
　1965年、慶応義塾大学附属厚生女子学院卒業、慶應義塾大学病院に勤務後、東海大学医療技術短期大学教授、厚生労働省医道審査会専門委員等を歴任後、創価大学看護学部開設準備から参与として携わった。

著者：柳澤恵美
　2003年3月茨城県立医療大学保健医療学部看護学科卒業。2014年3月獨協医科大学大学院看護学研究科博士前期課程修了。独立行政法人国立病院機構災害医療センター看護師、関西看護医療大学助手を経て、現在、創価大学看護学部助教として勤務。

著者：二村文子
　2006年3月沖縄県立看護大学看護学部看護学科卒業。2015年9月首都大学東京大学院健康科学研究科人間健康科学専攻博士前期課程修了。国家公務員共済組合連合会虎の門病院看護師、社会福祉法人恩賜財団母子愛育会総合母子保健センター愛育病院助産師を経て、現在、創価大学看護学部助教として勤務。

人間主義の看護をめざして
―新しい看護観 創造への挑戦

2020 年 11 月 18 日 初版発行

発行者　小田穂積

発行所　メディカル・ネット

〒 192-0071 東京都八王子市八日町 3-12

TEL 042-625-5673

FAX 042-625-5667

印刷・製本　株式会社 アズテック